Sous la direction de **Joe-Elie Salem**

ORL, STOMATOLOGIE ET CHIRURGIE MAXILLO-FACIALE

en *1 000 QROC*

Claire **Parra**
Sophie **Claire**

ellipses

ISBN 978-2-7298-8420-8

32, rue Bargue 75740 Paris cedex 15

www.editions-ellipses.fr

Table des matières

Réponses

Liste des abréviations

AAP : Antiagrégants plaquettaires

ACFA : Arythmie cardiaque par fibrillation auriculaire

ADK : Adénocarcinome

AEEH : Allocation d'éducation de l'enfant¬ handicapé

AEG : Altération de l'état général

AG : Anesthésie générale

AINS : Anti-inflammatoire non stéroïdien

AIT : Accident ischémique transitoire

AMM : Autoriqation de mise sur le marché

AOMI : Arteriopathie oblitérante des membres inférieurs

ARA II : Antagoniste récepteur angiotensine 2

ATB : Antibiotiques

ATM : Articulation temporo-mandibulaire

ATT : Aérateurs transtympaniques

AVC : Accident vasculaire cérébral

AVK : Antivitamine K

BAV : Baisse de l'acuité visuelle

BAV : Bloc auriculoventriculaire

BBD/G : Bloc de branche droit/gauche

BHC : Bilan hépatique complet

BLC : Bilan lipidique complet

BSA : Bloc sino-auriculaire

C2G : Céphalosporines de 2e génération

C3G : Céphalosporines de 3e génération

CA : Conduction aérienne

CAE : Conduit auditif externe

CE : Corps étranger

CEE : Choc électrique externe

CI : contre indication

CIV : Communication inter ventriculaire

CIVD : Coagulation intravasculaire disséminée

CMD : Cardiomyopathie dilatée

CMHO : Cardiomyopathie hypertrophique obstructive

CMV : Cytomégalovirus

CO : Conduction osseuse

CPIA : Contre pulsion intra aortique

CRP : C-Réactive proteine

CSCL : Canal semi-circulaire latéral

CT : Cholestérol total

DAI : Défibrillateur ventriculaire automatique implantable

DAVD : Dysplasie arythmogène VD

DFG : Débit filtration glomérulaire

DID : Diabète insulinodépendant

DNID : Diabète non insulinodépendant

DRA : Détresse respiratoire aiguë

DRP : Désobstruction rhinopharyngée

EBV : Ebstein Barr virus

ECG : Électrocardiogramme

EEG : Électroencéphalogramme

EIM : Épaisseur intima-média

EMG : Électromyographie

EP : Embolie pulmonaire

ESC : European society of cardiology

ETO : Échographie transœsophagienne

ETT : Échographie transthoracique

F : Femme

FA : Fibrillation auriculaire

FC : Fréquence cardiaque

FDRCV : Facteur de risque cardiovasculaire

FEVG : Fraction éjection ventriculaire gauche

FOP : Foramen ovale perméable

FR : Fréquence respiratoire

FV : Fibrillation ventriculaire

GAJ : Glycémie à jeun

GDS : gaz du sang

GR : Globule rouge

H : Homme

HbA1C : Hémoglobine glyquée

HBAG : Hémibloc antérieur gauche

HBPG : Hémibloc postérieur gauche

HBPM : Héparine de bas poids moléculaire

HNF : Héparine non fractionnée

HPV : Human papilloma virus

HSV : Herpes simplex virus

HTA : Hypertension artérielle

HTAP : Hypertension artérielle pulmonaire

IA : Insuffisance aortique

IC(C) : Insuffisance cardiaque (chronique)

IDM : Infarctus du myocarde

IEC : Inhibiteur enzyme de conversion

IM : Insuffisance mitrale

IMC : Index de masse corporel

INR : International normalized ratio

IOT : Intubation oro-trachéale

IRM : Imagerie par Résonnance Magnétique

IV : Intra veineux

IV(L) : Intraveineux (lente)

MAPA : Mesure ambulatoire de la pression artérielle

MAT : Microangiopathie thrombotique

MCV : Maladie cardiovasculaire

MNI : Mononucléose infectieuse

MSC : Massage sino-carotidien

NARES : Rhinite non allergique à eosinophiles

NFS : Numération formule sanguine

NFS-P : Numération formule sanguine – plaquette

NTA : Nécrose tubulaire aiguë

OAP : Œdème aigu pulmonaire

OEA : Otoémissions acoustiques

OEAP : Otoémissions acoustiques provoquées

OEBNC : Otite externe bactérienne non compliquée

OM : Oreille moyenne

OMA : Otite moyenne aiguë

OME : Otite maligne externe

OMI : Œdème membre inférieur

ON : Obstruction nasale

ORL : Oto-rhino-laryngologie

OSM : Otite séro-muqueuse

PA : pression artérielle

PAD : Pression artérielle diastolique

PAP : Pression artérielle pulmonaire

PAPO : Pression artérielle pulmonaire d'occlusion

PAPS : Pression artérielle pulmonaire systolique

PAS : Pression artérielle systolique

PCC : Péricardite chronique constrictive

PEA : Potentiels évoqués auditifs

PEAA : Potentiels évoqués auditifs automatisés

PEO : Potentiels évoqués otolithiques

PEP : Pression expiratoire positive

PF : Paralysie faciale

PFP : Paralysie faciale périphérique

PHT : Pressure half time

PL : Ponction lombaire

PM : Pacemaker

PNO : Pneumothorax

PNS : Polypose naso sinususienne

PO : Per os

PRVG : Pression remplissage ventricule gauche

PSDP : Pneumocoque de sensibilité diminuée à la pénicilline

PTDVG : Pression telediastolique du VG

RA : Rhinorrhée antérieure

RA(C) : Rétrécissement aortique (calcifié)

RAA : Rhumatisme articulaire aigu

Redux : Deuxième reprise chirurgicale cardiaque

RGO : Reflux gastro-œsophagien

RIVA : Rythme idioventriculaire accéléré

RM : Rétrécissement mitral

ROC : Réflexe d'orientation conditionné

RP : Rhinorrhée postérieure

SA : Semaine d'aménorrhée

SAR : Sténose artère rénale

SAS : Syndrome d'apnée du sommeil

SAT-VAT : Prise en charge antitétanique (sérothérapie, vaccin)

SCA-ST+ : Syndrome coronarien aigu avec sus décalage ST

SFC : Société française de cardiologie

SOR : Surface orifice régurgitant

SRA : Système rénine angiotensine

TA : Tachycardie atriale

TDM : Tomodensitométrie

TDR : Test de dépistage rapide

TG : Triglycéride

TIH : Thrombopénie induite par l'héparine

TSA : Tronc supra-aortique

TSV : Tachycardie supra ventriculaire

TT : Tour de taille

TV : Tachycardie ventriculaire

TVP : Thrombose veineuse profonde

UGD : Ulcère gastro-duodénal

USI : Unité de soins intensifs

VADS : Voies aérodigestives supérieures

VD : Ventricule droit

VES : Volume éjection systolique

VG : Végétations adénoïdes

VG : Ventricule gauche

VIH : Virus immunodéficience humaine

VM : Ventilation mécanique

VNG : Vidéonystagmographie

VNI : Ventilation non invasive

VOP : Vitesse propagation onde de pouls

VPPB : Vertige positionnel paroxystique bénin

VRS : Virus respiratoire syncitial

VS : Vitesse de sédimentation

VVP : Voie veineuse périphérique

WPW : Wolff-Parkinson-White

77. Angines et pharyngites de l'enfant et de l'adulte

- Diagnostiquer une angine et une rhinopharyngite
- Diagnostiquer une mononucléose infectieuse
- Argumenter l'attitude thérapeutique et planifier le suivi du patient

➤ RÉPONSES P. 204

■ [1] De quoi est constitué l'anneau de Waldeyer ?

■ [2] Définir la rhinopharyngite ?

■ [3] Jusqu'à quel âge voit-on classiquement des rhinopharyngites ?

■ [4] Pourquoi parle-t-on de maladie d'adaptation, à propos des rhinopharyngites ?

■ [5] Citer les principaux agents pathogènes impliqués dans les rhinopharyngites ?

■ [6] Quelle est la durée moyenne d'une rhinopharyngite ?

■ [7] Quels sont les signes cliniques les plus bruyants au cours d'une rhinopharyngite ?

■ [8] Que retrouve-t-on et que doit-on rechercher à l'examen clinique au cours d'une rhinopharyngite ?

....

....

■ [9] Quelles sont les complications générales et ORL des rhinopharyngites ?

....

....

■ [10] Quel traitement instituer devant un enfant présentant une rhinopharyngite aiguë non compliquée ?

....

....

■ [11] Quelles informations donner aux parents des enfants présentant une rhinopharyngite ?

....

....

■ [12] Au cours d'une rhinopharyngite, la transformation d'une rhinorrhée séromuqeuse en une rhinorrhée purulente indique-t-elle la prescription d'antibiotiques ?

....

....

■ [13] Quelle(s) est ou sont les indications d'une antibiothérapie au cours d'une rhinopharyngite ?

....

....

■ [14] À partir de combien d'épisodes annuels parle-t-on de rhinopharyngites à répétition ?

■ [15] Quel est le principal facteur anatomique favorisant les rhinopharyngites à répétition ?

■ [16] Quels sont les principaux facteurs environnementaux favorisant les rhinopharyngites à répétition ?

■ [17] Quel examen réaliser pour rechercher les facteurs favorisant des rhinopharyngites à répétition ?

■ [18] Pourquoi les rhinopharyngites sont-elles rares chez l'adulte ?

■ [19] Devant des rhinopharyngites à répétition de l'enfant, quelle est la prise en charge de première intention ?

■ [20] Devant des rhinopharyngites à répétition non compliquées de l'enfant, que peut-on proposer en cas d'échec du traitement de première intention ?

....

....

■ [21] Quelles sont les indications de l'adénoïdectomie chez l'enfant ?

....

....

■ [22] Quels sont les agents infectieux les plus fréquemment rencontrés (> à 60 % des cas) dans les angines ?

....

....

■ [23] À partir de quel âge peut-on voir des angines à streptocoques béta-hémolytiques ?

....

....

■ [24] Sachant que les angines à streptocoques béta-hémolytiques évoluent le plus souvent favorablement en 3-4 jours en l'absence de traitement, pourquoi doivent-elles être traitées par antibiotiques ?

....

....

■ [25] Quelle maladie a quasiment disparu depuis que les angines sont traitées par antibiotiques ?

....

....

■ [26] Citer les quatre familles d'angines ?

■ [27] Doit-on traiter toutes les angines par antibiotiques ?

■ [28] Citer les quatre items du score clinique de Mac Isaac permettant d'orienter sur l'étiologie virale ou bactérienne d'une angine ?

■ [29] Devant une angine, quels signes cliniques sont en faveur d'une angine bactérienne à streptocoque béta-hémolytique ?

■ [30] Citer les indications du test de dépistage rapide (TDR) chez l'adulte et chez l'enfant ?

■ [31] Que détecte-t-on par le TDR ? Avec quelle sensibilité ?

■ [32] Qu'implique un TDR positif ?

■ [33] Devant un TDR négatif, quelle est la conduite à tenir ?

....

....

■ [34] Quelles sont les situations à risques de RAA en présence d'une angine ?

....

....

■ [35] Rédiger l'ordonnance d'une angine érythémato-pultacée non compliquée à TDR positif ?

....

....

■ [36] Quelle classe d'antibiotique propose-t-on en cas d'allergie à la pénicilline ?

....

....

■ [37] Quelle classe d'antibiotique propose-t-on en cas d'allergie aux bétalactamines ?

....

....

■ [38] Quelle pathologie doit-on évoquer chez l'enfant devant une angine érythémateuse, un énanthème (langue framboisée) et un exanthème ? Quel germe est impliqué ?

....

....

■ [39] Quel type d'angine est observé dans la mononucléose infectieuse (MNI) ?

....

....

■ [40] Quel est le virus responsable de la MNI ?

....

....

■ [41] Quelle est la triade clinique de la MNI ?

....

....

■ [42] Que peut-on retrouver à l'examen oropharyngé et général d'un patient atteint de MNI ?

....

....

■ [43] Quels examens complémentaires prescrit-on devant une suspicion de MNI et que peut-on retrouver ?

....

....

■ [44] Que peut-il se passer si de l'amoxicilline est prescrite à un patient atteint de MNI ?

....

....

■ [45] Quelle est la prise en charge thérapeutique d'une MNI ?

....

....

■ [46] Quelles sont les complications d'une MNI ?

■ [47] Quelle maladie doit être systématiquement évoquée devant une angine membraneuse associée à une altération de l'état général (AEG) majeure ? Quel élément de l'interrogatoire oriente le diagnostic ? Comment confirme-t-on le diagnostic ? Quelle mesure administrative doit être faite ?

■ [48] Que craint-on devant une angine ulcéro-nécrotique bilatérale ?

■ [49] Quels sont les trois diagnostics à évoquer en priorité devant une angine ulcéro-nécrotique unilatérale ?

■ [50] Citer les deux principales causes d'angines vésiculeuses ?

■ [51] Quelles sont les six complications aiguës locorégionales des angines à streptocoques ?

■ [52] Quels sont les signes cliniques témoignant d'une complication aiguë locorégionale d'une angine ?

■ [53] Décrire les signes cliniques spécifiques d'un phlegmon péri-amygdalien.

■ [54] Quel examen d'imagerie prescrit-on devant un phlegmon péri-amygdalien classique de l'adulte ?

■ [55] Quelle est la prise en charge thérapeutique de première intention d'un phlegmon péri-amygdalien ?

■ [56] Dans quels cas propose-t-on une amygdalectomie dans le cadre d'un phlegmon péri-amygdalien ?

■ [57] Que redoute-t-on devant l'apparition d'une dyspnée et d'un torticolis au décours d'une angine ?

■ [58] Que redoute-t-on devant l'apparition d'un empâtement cervical localisé et d'un trismus au décours d'une angine ?

....

....

■ [59] Quelle complication torpide doit être évoquée devant l'apparition d'un empâtement cervical diffus, d'un placard cervical érythémateux et tuméfié et d'un syndrome septique sévère ?

....

....

■ [60] Quand doit-on réaliser un drainage chirurgical en urgence dans les angines compliquées ?

....

....

■ [61] Quelles sont les trois complications post streptococciques des angines ?

....

....

■ [62] Quelles sont les manifestations du RAA ?

....

....

■ [63] Quand se déclare classiquement le RAA ?

....

....

■ [64] Quelle est l'évolution classique du RAA ?

....

....

■ [65] Quel est le traitement des complications post-streptococciques majeures ?

....

....

■ [66] Comment définit-on les angines récidivantes ?

....

....

■ [67] Comment définit-on l'amygdalite chronique ?

....

....

■ [68] Quelles sont les indications de l'amygdalectomie (toute cause confondue) ?

....

....

■ [69] Quels sont les risques d'une amygdalectomie ?

....

....

90. Infections nasosinusiennes de l'enfant et de l'adulte

- Diagnostiquer une sinusite aiguë
- Argumenter l'attitude thérapeutique et planifier le suivi du patient

➤ RÉPONSES P. 211

■ [1] Quels sinus constituent le système sinusien antérieur et où se drainent-ils ?

■ [2] Quels sinus constituent le système sinusien postérieur et où se drainent-ils ?

■ [3] Citer les signes fonctionnels rhinologiques à rechercher devant tout dysfonctionnement rhinosinusien.

■ [4] En consultation, comment explore-t-on les fosses nasales ?

■ [5] Citer les signes rhinologiques et leurs évolutions d'une rhinite aiguë d'origine virale ?

■ [6] Quelle est la durée moyenne d'une rhinite aiguë virale ?

■ [7] Chez l'enfant entre six mois et cinq ans, sous quelle forme se présentent le plus souvent les « rhumes » ?

■ [8] Pourquoi une rhinite aiguë peut-elle avoir de graves conséquences chez le nourrisson ?

....

....

■ [9] Quelle est la prise en charge thérapeutique d'une rhinite aiguë virale de l'adulte ?

....

....

■ [10] Quelles sont les contre-indications des vasoconstricteurs nasaux ?

....

....

■ [11] Quel est le risque d'une prescription prolongée de vasoconstricteurs nasaux ?

....

....

■ [12] Devant des rhinites aiguës « virales » à répétition, quel diagnostic différentiel doit être évoqué en premier ? Quels sont les signes associés en sa faveur ?

....

....

■ [13] Citer les grandes familles de rhinites non infectieuses.

....

....

■ [14] Quels sont les rapports anatomiques des sinus maxillaires importants à connaître ?

■ [15] Quels sont les deux modes de contamination du sinus maxillaire ?

■ [16] En fonction du mode de contamination, quels sont les principaux germes impliqués dans les sinusites maxillaires aiguës ?

■ [17] Citer les critères cliniques majeurs en faveur d'une sinusite maxillaire aiguë ?

■ [18] Citer les critères cliniques mineurs en faveur d'une sinusite maxillaire aiguë ?

■ [19] Est-il nécessaire d'observer l'ensemble des critères cliniques (majeurs et mineurs) pour poser le diagnostic de sinusite maxillaire aiguë ?

■ [20] Au cours d'une sinusite maxillaire aiguë, quels signes peut-on observer lors de l'examen clinique et, que doit-on rechercher systématiquement ?

....

....

■ [21] Quels examens complémentaires demande-t-on devant une sinusite maxillaire aiguë non compliquée ?

....

....

■ [22] Dans quels cas demande-t-on un scanner des sinus dans un contexte de sinusite maxillaire aiguë ?

....

....

■ [23] Pourquoi est-il rare d'observer une sinusite maxillaire aiguë chez l'enfant ?

....

....

■ [24] Quelles sont les principales complications aiguës d'une sinusite maxillaire ?

....

....

■ [25] Citer les principaux facteurs favorisant les sinusites maxillaires aiguës à répétition ?

....

....

■ [26] Quelles sont les quatre indications d'une antibiothérapie devant une sinusite maxillaire aiguë ?

■ [27] Quel est le traitement antibiotique (molécule, posologie, durée) de première intention d'une sinusite maxillaire aiguë rhinogène non compliquée de l'adulte ?

■ [28] En dehors de l'antibiothérapie, quelles autres mesures thérapeutiques propose-t-on devant une sinusite maxillaire aiguë de l'adulte ?

■ [29] Pour quelle raison les autres localisations de sinusites aiguës sont-elles plus dangereuses ?

■ [30] Décrire les rapports anatomiques à connaître pour les sinus frontaux, ethmoïdaux et sphénoïdaux ?

■ [31] Quels sont les signes cliniques évocateurs d'une sinusite frontale aiguë ?

■ [32] Quels sont les signes cliniques évocateurs d'une sinusite sphénoïdale aiguë ?

....

....

■ [33] Quel examen paraclinique réalise-t-on devant toute suspicion de sinusite frontale ou sphénoïdale aiguë ?

....

....

■ [34] Quelles sont les complications principales d'une sinusite frontale aiguë ?

....

....

■ [35] Quelles sont les complications principales d'une sinusite sphénoïdale aiguë ?

....

....

■ [36] Quelle est la prise en charge des sinusites frontales ou sphénoïdales non compliquées ?

....

....

■ [37] Dans quels cas un drainage chirurgical est-il nécessaire dans les sinusites frontales et sphénoïdales ?

....

....

■ [38] Quelle est la population la plus touchée par les ethmoïdites aiguës ?

■ [39] Décrivez les deux formes cliniques de l'ethmoïdite aiguë ?

■ [40] Quels sont les diagnostics différentiels d'une ethmoïdite aiguë ?

■ [41] Quel examen paraclinique réalise-t-on devant un tableau d'ethmoïdite aiguë et pour quelles raisons ?

■ [42] Quelle est la prise en charge thérapeutique d'une ethmoidite aiguë extériorisée non compliquée de l'enfant ?

■ [43] Citez les trois grands types de complications des ethmoïdites aiguës ?

■ [44] Dans les ethmoïdites aiguës, quels signes cliniques doivent faire évoquer une complication ?

■ [45] Quelles sont les indications chirurgicales d'une ethmoïdite aiguë ?

....

....

■ [46] Au total, quelles sont les indications d'un scanner des sinus dans les sinusites aiguës, toutes localisations confondues ?

....

....

■ [47] Quelles sont les indications d'une antibiothérapie dans les sinusites aiguës ?

....

....

■ [48] Quels antibiotiques (molécules) peut-on proposer dans les sinusites aiguës non compliquées en cas d'allergie au béta-lactamines ?

....

....

■ [49] Quels antibiotiques (molécules) peut-on proposer dans les sinusites aiguës non compliquées en cas d'allergie à la pénicilline ?

....

....

■ [50] Dans quels cas recommande-t-on des quinolones dans les sinusites aiguës ?

....

....

■ [51] Quel est le principal effet secondaire des quinolones ?

....

....

■ [52] Quels sont les deux localisations de sinusites aiguës les plus susceptibles de se compliquer en sinusites bloquées ?

■ [53] Chez l'immunodéprimé, quel diagnostic faut-il savoir systématiquement évoquer devant un tableau de rhinosinusite aiguë ?

■ [54] Comment définit-on une rhinosinusite chronique ?

■ [55] Quels sont les types « anatomiques » de rhinosinusites chroniques ?

■ [56] Quels sont les facteurs favorisants les sinusites maxillaires chroniques ?

■ [57] Quelles sont les étiologies à évoquer devant une rhinosinusite diffuse chronique ?

■ [58] Définir la maladie de Widal ?

98. Otalgie et otite chez l'enfant et chez l'adulte

- Expliquer les principales causes d'otalgie chez l'adulte et chez l'enfant
- Diagnostiquer une otite moyenne aiguë, une otite externe, une otite séro-muqueuse
- Argumenter l'attitude thérapeutique et planifier le suivi du patient

➤ RÉPONSES P. 218

■ [1] Citez les trois mécanismes à l'origine d'une otalgie.

■ [2] Quels sont les cinq éléments nerveux responsables de l'innervation sensitive de la région auriculaire ?

■ [3] Pourquoi une pathologie pharyngo-laryngée peut-elle donner une otalgie ?

■ [4] Que rechercher à l'interrogatoire pour préciser les caractéristiques de l'otalgie ?

■ [5] Que rechercher à l'interrogatoire pour préciser l'étiologie de l'otalgie ?

■ [6] Quel examen clinique pratique-t-on devant une otalgie ?

■ [7] Citer les principales causes traumatiques et infectieuses d'atteinte douloureuse du pavillon de l'oreille ?

■ [8] Citez les principales pathologies du conduit auditif externe (CAE) responsables d'otalgies ?

....

....

■ [9] Citer les principales pathologies de l'oreille moyenne (OM) responsables d'otalgies ? ?

....

....

■ [10] L'oreille interne peut-elle être responsable d'otalgies ?

....

....

■ [11] Quelles sont les régions anatomiques à l'origine d'otalgies réflexes ?

....

....

■ [12] Quelles sont les deux paires crâniennes impliquées dans les otalgies par névralgies ?

....

....

■ [13] Diagnostic, prise en charge et complications principales ? Homme (H), traumatisme de l'oreille au rugby, douleurs intenses, clinique :

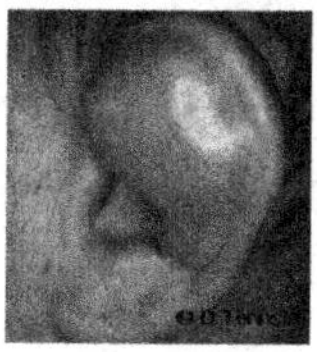

....

....

■ [14] Diagnostic, prise en charge et complication principale ? Femme (F), à 8 jours (J8) d'une otoplastie, douleurs intenses et fièvre, clinique :

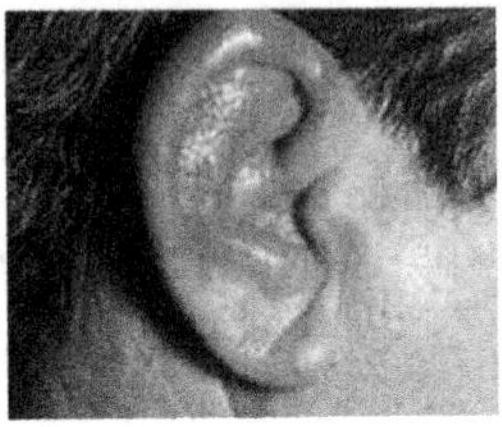

■ [15] Citer cinq facteurs pouvant favoriser une otite externe bactérienne non compliquée (OEBNC) ?

■ [16] Quels sont les deux germes classiquement impliqués dans l'OEBNC ?

■ [17] Détailler les caractéristiques otoscopiques d'une OEBNC ?

■ [18] Décrire le traitement d'une OEBNC ?

■ [19] Chez un adulte sans terrain particulier, quel diagnostic évoquer devant un tableau clinique d'OEBNC résistante au traitement médical et l'otoscopie ci dessous ?

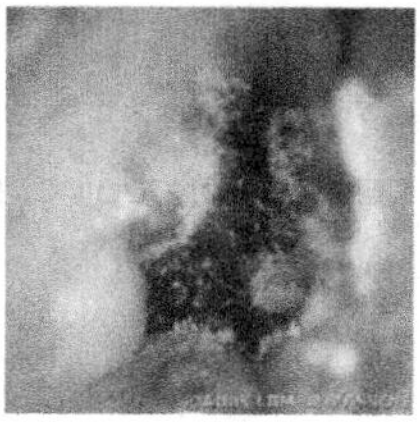

■ [20] Quelle pathologie doit absolument être évoquée chez un patient diabétique présentant une otite externe traînante ?

■ [21] Quel signe otoscopique doit alerter, en particulier chez le diabétique et faire évoquer une otite maligne externe (OME), cf. otoscopie ci dessous ?

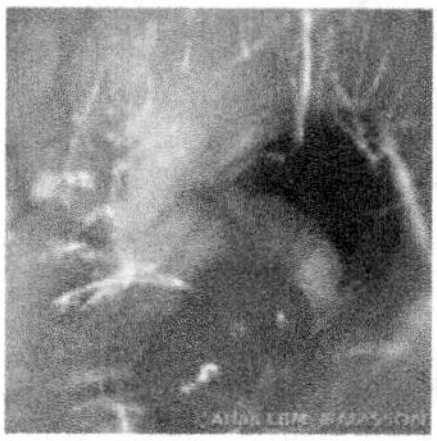

■ [22] Quelles sont les complications d'une otite maligne externe ?

■ [23] Quels examens complémentaires prescrit-on devant une suspicion d'otite maligne externe ?

■ [24] Expliquer le mécanisme physiopathologique à l'origine d'une dysfonction tubaire ?

■ [25] Quelle est la principale cause de dysfonctionnement tubaire ?

■ [26] Quels signes cliniques et otoscopiques accompagnent souvent l'otalgie dans le dysfonctionnement tubaire ?

■ [27] Quelle manœuvre clinique permet de signer le diagnostic de dysfonctionnement tubaire ?

■ [28] Comment se présente la courbe d'un dysfonctionnement tubaire au tympanogramme ?

■ [29] Prescrit-on des antibiotiques à un patient présentant une dysfonction tubaire ?

....

....

■ [30] Chez un patient alcoolo-tabagique, quel diagnostic doit-on évoquer devant une otalgie et une otoscopie normale ?

....

....

■ [31] Chez un patient marocain, quel diagnostic doit-on évoquer devant une otalgie et une obstruction nasale ?

....

....

■ [32] Expliquer les grandes lignes de la physiopathologie des otites moyennes aiguës (OMA) ?

....

....

■ [33] Citer les deux principaux germes rencontrés dans les OMA de l'enfant ? Quel impact ont eu les antibiotiques sur l'écologie infectieuse des OMA ?

....

....

■ [34] À l'aide de la photo ci-dessous, décrire l'otoscopie d'une OMA purulente collectée ?

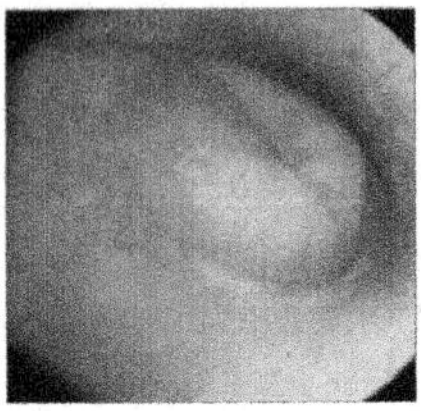

....

....

■ [35] Citer les deux stades possibles d'une OMA purulente ?

....

....

■ [36] Citer les trois principaux diagnostics différentiels d'une OMA purulente ?

....

....

■ [37] Citer les principaux facteurs environnementaux et modes de vie favorisants les OMA ?

....

....

■ [38] Quel tableau clinique oriente vers une OMA à Haemophilus Influenzae ?

....

....

■ [39] Quel germe est responsable d'un tableau clinique bruyant d'OMA ?

....

....

■ [40] Sachant que les OMA guérissent spontanément dans près de 80 % des cas, pourquoi doit-on les traiter ?

....

....

■ [41] La paracentèse est-elle systématique devant toute OMA purulente ? Si non, quelles en sont les indications ?

....

....

■ [42] Quels sont les deux intérêts de la paracentèse ?

....

....

■ [43] En pratique, comment réalise-t-on une paracentèse ?

....

....

■ [44] Préconise-t-on une antibiothérapie dans les otites congestives ?

....

....

■ [45] En l'absence d'allergie connue, décrire la prise en charge de première intention devant un enfant de 3 ans présentant une OMA purulente mais avec des symptômes cliniques peu intenses ?

....

....

■ [46] En l'absence d'allergie connue, décrire la prise en charge de première intention devant un enfant de 1 an présentant une OMA purulente mais avec des symptômes cliniques peu intenses (molécules, posologie, durée) ?

....

....

■ [47] En l'absence d'allergie connue, décrire la prise en charge de première intention devant un enfant de 3 ans présentant une OMA purulente avec une fièvre élevée (molécules, posologie, durée) ?

....

....

■ [48] En l'absence d'allergie connue, décrire la prise en charge de première intention devant un enfant de 3 ans présentant une OMA purulente associée à une conjonctivite (molécules, posologie, durée) ?

....

....

■ [49] Décrire les critères cliniques évoquant un échec thérapeutique au cours ou au décours d'une OMA purulente ?

....

....

■ [50] Quel antibiotique prescrit-on en cas d'échec thérapeutique au cours du traitement de première intention dans les OMA ?

....

....

■ [51] Quel antibiotique prescrit-on en cas d'échec thérapeutique à l'arrêt du traitement de première intention dans les OMA ?

....

....

■ [52] Doit-on systématiquement contrôler les tympans en fin de traitement après une OMA ?

....

....

■ [53] Citer les trois complications aiguës locorégionales des OMA ?

....

....

■ [54] Citer les cinq complications aiguës endocrâniennes des OMA ?

....

....

■ [55] Dans les OMA, quel est le germe le plus fréquemment responsable des complications aiguës ?

....

....

■ [56] Devant toute complication d'OMA, que doit-on réaliser systématiquement ?

....

....

■ [57] Quels sont les signes cliniques et otoscopiques d'une mastoïdite ?

....

....

■ [58] Quels examens complémentaires réalise-t-on devant une suspicion de mastoïdite ?

....

....

■ [59] Quelle est la prise en charge d'une mastoïdite (avec les indications chirurgicales) ?

.....

.....

■ [60] Citer les principaux facteurs favorisant les OMA récidivantes ?

.....

.....

■ [61] Quelle est la principale complication des OMA récidivantes ?

.....

.....

■ [62] Quelles sont les mesures thérapeutiques à proposer devant des OMA récidivantes et invalidantes ?

.....

.....

337. Trouble aigu de la parole. Dysphonie

➥ Devant l'apparition d'un trouble aigu de la parole ou d'une dysphonie, argumenter les principales hypothèses diagnostiques et justifier les examens complémentaires pertinents

➤ RÉPONSES P. 224

■ [1] Quelles sont les trois caractéristiques de la voix pouvant être altérées dans une dysphonie ?

....

....

■ [2] Quel est le nerf responsable de l'innervation motrice des cordes vocales ?

....

....

■ [3] La rhinolalie et la dysarthrie font-elles partie des dysphonies ?

....

....

■ [4] Citer sans les détailler les principales causes de dysphonies aiguës par lésions laryngées ?

....

....

■ [5] Citer sans les détailler les principales causes de dysphonies chroniques par lésions laryngées ?

....

....

■ [6] Quelle est la principale cause organique de dysphonie par trouble de la motilité laryngée ?

....

....

■ [7] Comment appelle-t-on les dysphonies par trouble de la coordination de la voix ?

....

....

■ [8] Quels sont les diagnostics d'élimination à évoquer devant une dysphonie à corde vocale et mobilité laryngée normales ?

....

....

■ [9] Quel est l'examen à réaliser en premier devant une dysphonie évoluant depuis plus de 8 jours ?

....

....

■ [10] Citer les examens fonctionnels spécifiques pour l'exploration des dysphonies.

....

....

■ [11] Quel type d'agent infectieux est le plus souvent impliqué dans les laryngites aiguës ?

....

....

■ [12] Chez l'adulte, quels sont les principaux facteurs favorisant les laryngites aiguës infectieuses ?

....

....

■ [13] En dehors de la dysphonie, quels autres signes ORL peuvent être décrits au cours d'une laryngite aiguë infectieuse ?

....

....

■ [14] Quel diagnostic peut-on évoquer devant la présence de petites vésicules et ulcérations sur la muqueuse laryngée au cours d'une laryngite aiguë ?

....

....

■ [15] Que doit-on suspecter devant une laryngite aiguë chez l'immunodéprimé ?

....

....

■ [16] Quel traitement propose-t-on devant une laryngite aiguë virale ?

....

....

■ [17] Citer les trois principales étiologies des laryngites aiguës non infectieuses ?

....

....

■ [18] Un homme de 26 ans, reçu en consultation, présente une dysphonie depuis son hospitalisation en réanimation pour un accident de la route avec fracture du bassin. Quelle est la cause la plus probable expliquant sa dysphonie ?

....

....

■ [19] Quel est le principal facteur de risque des laryngites chroniques ?

■ [20] Citer les trois types cliniques des laryngites chroniques.

■ [21] Quel type de laryngite chronique se retrouve chez la femme fumeuse à voix rocailleuse ?

■ [22] En dehors de la nasofibroscopie de consultation, quel examen doit être réalisé devant une laryngite chronique et pour quelle raison ?

■ [23] Quels types de laryngites chroniques peuvent évoluer en cancer ?

■ [24] Quel diagnostic doit-on systématiquement évoquer devant une dysphonie chez un homme de 50 ans éthylo-tabagique ?

■ [25] Citer les trois formes de tumeurs bénignes des cordes vocales.

■ [26] Diagnostic : H, 35 ans, comédien, dysphonie depuis 8 mois, lésion des deux cordes vocales sur leur tiers moyen à la nasofibroscopie ?

....

....

■ [27] Diagnostic : F, 43 ans, enseignante, fumeuse, dysphonie depuis 3 mois, lésion muqueuse pédiculée des deux tiers de la corde vocale gauche à la nasofibroscopie ?

....

....

■ [28] Diagnostic : H, 24 ans, dysphonie suite à une hospitalisation en réanimation pour un AVP moto, lésion inflammatoire du tiers postérieur de la corde vocale droite à la nasofibroscopie ?

....

....

■ [29] Chez l'enfant dysphonique, quel diagnostic évoquer devant des lésions muriformes du larynx ?

....

....

■ [30] Quels sont les deux nerfs pouvant être atteints dans la paralysie laryngée ?

....

....

■ [31] Quelle est la caractéristique principale de la voix dans les paralysies laryngées unilatérales ?

....

....

■ [32] En dehors de la dysphonie, quels autres signes fonctionnels peuvent être retrouvés dans les paralysies laryngées ?

....

....

■ [33] Sur le plan lésionnel, qu'est-ce qui conditionne la symptomatologie clinique dans les paralysies laryngées ?

....

....

■ [34] Comment pose-t-on le diagnostic de paralysie laryngée unilatérale ?

....

....

■ [35] Quelles sont les chirurgies pouvant être responsables de paralysies laryngées ?

....

....

■ [36] Quelles sont les localisations tumorales à évoquer devant une paralysie laryngée unilatérale ?

....

....

■ [37] Quelle est la principale cause traumatique non chirurgicale des paralysies laryngées unilatérales ?

....

....

■ [38] Quelles sont les causes neurologiques des paralysies laryngées unilatérales ?

....

....

■ [39] En l'absence d'étiologie retrouvée, quel diagnostic pose-t-on devant une paralysie laryngée unilatérale ?

....

....

■ [40] En l'absence de cause évidente, quel est le bilan de première intention devant une paralysie laryngée unilatérale ?

....

....

■ [41] Si le bilan de première intention est négatif, quelles explorations complémentaires doit-on réaliser devant une paralysie laryngée unilatérale ?

....

....

■ [42] Pourquoi observe-t-on plus de paralysie laryngée gauche que droite ?

....

....

■ [43] Quel est le principal risque des paralysies laryngées bilatérales ?

....

....

■ [44] Évoque-t-on globalement les mêmes étiologies pour les paralysies laryngées bilatérales que pour les unilatérales ?

■ [45] En dehors des causes iatrogènes, quelle est la cause la plus fréquente des paralysies laryngées bilatérales ?

■ [46] En l'absence de cause évidente, quel est le bilan de première intention devant une paralysie laryngée bilatérale ?

■ [47] Quels sont les diagnostics différentiels des paralysies laryngées ?

■ [48] À quoi est due la dysphonie fonctionnelle ?

■ [49] Quelles sont les deux populations concernées par la dysphonie fonctionnelle ?

■ [50] Quel bilan clinique et paraclinique réalise-t-on devant une dysphonie fonctionnelle ?

■ [51] Quel est l'aspect le plus fréquent du larynx dans les dysphonies fonctionnelles ?

....

....

193. Détresse respiratoire aiguë du nourrisson, de l'enfant et de l'adulte – corps étranger des voies aériennes supérieures et autres corps étrangers ORL

- Diagnostiquer une détresse respiratoire aiguë du nourrisson, de l'enfant et de l'adulte
- Diagnostiquer un corps étranger des voies aériennes supérieures
- Identifier les situations d'urgence et planifier leur prise en charge

198. Dyspnée aiguë et chronique : dyspnée laryngée

- Diagnostiquer une dyspnée aiguë et chronique
- Identifier les situations d'urgence et planifier leur prise en charge

➤ RÉPONSES P. 228

■ [1] Décrire les différents types de dyspnée possibles en fonction du siège de l'atteinte (larynx, trachée, bronches).

■ [2] Définir les caractéristiques d'une dyspnée laryngée.

■ [3] Quels sont les trois étages du larynx ?

■ [4] Quel est le siège de l'atteinte au niveau laryngé, quand un patient présente une dyspnée avec stridor, une voix étouffée et une hypersialorrhée ?

■ [5] Quel est le siège de l'atteinte au niveau laryngé ; quand un patient présente une dyspnée avec cornage et une voix rauque ?

■ [6] Quels sont les critères de gravité respiratoires à rechercher systématiquement devant une dyspnée laryngée de l'enfant ?

■ [7] Quels sont les autres signes de gravité non respiratoires à rechercher devant une dyspnée laryngée de l'enfant ?

....

....

■ [8] Que faire en priorité devant un enfant dyspnéique présentant des signes de gravité ?

....

....

■ [9] Quels sont les diagnostics différentiels des dyspnées laryngées de l'enfant ?

....

....

■ [10] Devant une dyspnée laryngée de l'enfant, quels sont les éléments cliniques et paracliniques qui vont aider à identifier l'étiologie de la dyspnée.

....

....

■ [11] Citer les principales étiologies à évoquer devant une dyspnée laryngée du nouveau-né.

....

....

■ [12] Citer les principales étiologies à évoquer devant une dyspnée laryngée du nourrisson de moins de six mois.

....

....

■ [13] Citer les principales étiologies infectieuses à évoquer devant une dyspnée laryngée de l'enfant de plus de 6 mois.

■ [14] Citer les principales étiologies non infectieuses à évoquer devant une dyspnée laryngée de l'enfant de plus de 6 mois.

■ [15] Quelle est l'autre appellation de la laryngomalacie ? Quelle est la physiopathologie de cette maladie ?

■ [16] Quelle est la traduction clinique la plus classique de la laryngomalacie ?

■ [17] Que doit-on rechercher à l'interrogatoire devant une suspicion de laryngomalacie ?

■ [18] Comment confirme-t-on le diagnostic de laryngomalacie ?

■ [19] Quels sont les critères de gravité à rechercher devant une laryngomalacie ?

.....

.....

■ [20] Que doit-on expliquer aux parents des enfants atteints de laryngomalacie ?

.....

.....

■ [21] Quelles sont les options thérapeutiques et leurs indications devant une laryngomalacie ?

.....

.....

■ [22] Quel est type de laryngite est le plus fréquemment rencontré chez l'enfant ?

.....

.....

■ [23] Dans quel contexte surviennent les laryngites sous-glottiques ?

.....

.....

■ [24] Quel est l'agent infectieux le plus souvent impliqué dans les laryngites sous glottiques ?

.....

.....

■ [25] Quel tableau clinique doit faire évoquer une laryngite sous glottique ?

■ [26] Quel est le principal risque d'une laryngite sous glottique chez l'enfant ?

■ [27] Devant un tableau de laryngite sous glottique fait-on systématiquement une nasofibroscopie ? si non, quelles en sont ses indications ?

■ [28] Que recherche-t-on devant des laryngites sous glottiques récidivantes de l'enfant ?

■ [29] Quelle est l'attitude thérapeutique à tenir devant une laryngite sous glottique chez un nourrisson de six mois ?

■ [30] Quelle est l'attitude thérapeutique à tenir devant une laryngite sous glottique sans signe de gravité chez un enfant de trois ans ?

■ [31] Que doit-on faire en cas de mauvaise réponse au traitement initial et l'apparition de signes de gravité chez un enfant traité pour une laryngite sous-glottique ?

....

....

■ [32] Quelle est la forme la plus bénigne des laryngites de l'enfant ? Comment et quand s'exprime-t-elle ?

....

....

■ [33] Chez l'enfant en dehors la dyspnée laryngée aiguë quels sont les signes cliniques qui doivent faire évoquer une épiglottite ?

....

....

■ [34] Quel est le germe le plus fréquemment impliqué dans l'épiglottite ?

....

....

■ [35] Pour quelle raison l'épiglottite est-elle devenue rare de nos jours ?

....

....

■ [36] Devant un tableau clinique d'épiglottite, quels gestes sont formellement proscrits chez l'enfant au risque d'une décompensation respiratoire ?

....

....

■ [37] Décrire les grandes lignes de la prise en charge en urgence d'une épiglottite de l'enfant ?

....

....

■ [38] À partir de quel âge, doit-on évoquer un corps étranger des voies aériennes devant une dyspnée aiguë de l'enfant ?

....

....

■ [39] En dehors des formes suraiguës avec asphyxie foudroyante, quel est le tableau clinique classique d'un corps étranger des voies aériennes (le détailler) ?

....

....

■ [40] Devant une suspicion de corps étranger des voies aériennes sans détresse respiratoire majeure, quel est l'examen physique à pratiquer et que recherche-t-on ?

....

....

■ [41] Au décours de l'examen clinique on décide de prescrire une radiographie, que marque-t-on sur le bon de radiologie ?

....

....

■ [42] En s'aidant des radiographies ci-dessous, quels signes en faveur d'un corps étranger des voies aériennes recherche-t-on sur la radiographie de thorax ?

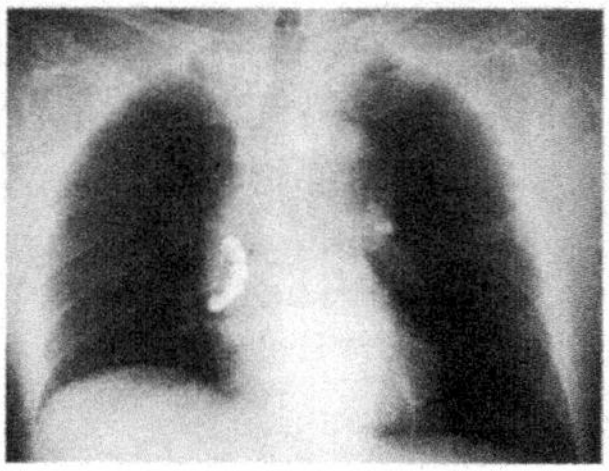
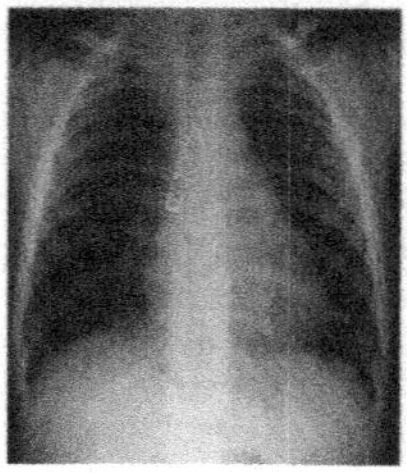

....

....

■ [43] Quel est l'intérêt d'un cliché en expiration ?

....

....

■ [44] La normalité de l'examen clinique et de la radiographie de thorax permet-elle de réfuter le diagnostic de corps étranger des voies aériennes ?

....

....

■ [45] Comment confirmer ou infirmer de manière certaine le diagnostic de corps étranger des voies aériennes ?

....

....

■ [46] Quelles sont les deux raisons expliquant un retour à une clinique normale après un syndrome de pénétration ?

....

....

■ [47] Pourquoi l'expression clinique d'un corps étranger bronchique est-elle plus bruyante chez l'enfant que chez l'adulte ?

■ [48] Même chez un enfant asymptomatique, pourquoi ne faut-il pas retarder la prise en charge d'un corps étranger des voies aériennes ?

■ [49] Dans quel cas doit-on pratiquer une manœuvre de Heimlich ?

■ [50] Comment réalise-t-on une manœuvre d'Heimlich chez l'enfant ?

■ [51] Réalise-t-on une manœuvre d'Heimlich devant un enfant qui présente une dyspnée sévère suite à l'inhalation d'un corps étranger, mais qui garde des mouvements respiratoires résiduels ?

■ [52] Un enfant est reçu en urgence après un syndrome de pénétration, il est eupnéique, son examen clinique et sa radiographie de thorax sont normaux, faut-il l'hospitaliser-vous pour la réalisation d'une endoscopie ?

■ [53] Lors d'une endoscopie sous anesthésie générale réalisée pour l'extraction d'un corps étranger, celui-ci se mobilise et vient s'enclaver dans la glotte. On n'arrive pas à l'extraire, que fait-on ?

....

....

■ [54] Quelles sont les complications possibles de l'extraction endoscopique d'un corps étranger des voies aériennes ?

....

....

■ [55] Quelle est la prise en charge thérapeutique après l'extraction endoscopique d'un corps étranger ?

....

....

■ [56] Quelle est la principale manifestation pathologique d'un corps étranger bronchique passé inaperçu ?

....

....

■ [57] À quel niveau de l'œsophage retrouve-t-on le plus souvent des corps étrangers bloqués ?

....

....

■ [58] Quels sont les trois principaux signes cliniques témoignant de la présence d'un corps étranger œsophagien obstructif ?

....

....

■ [59] Que peut-on observer sur les radiographies en présence d'un corps étranger œsophagien ?

■ [60] Chez un patient présentant une histoire clinique et une symptomatologie fortement évocatrice d'un corps étranger œsophagien, quel examen demande-t-on pour aider à visualiser le corps étranger, si la radiographie est normale ?

■ [61] Quel type de corps étranger est extrêmement dangereux pour la muqueuse œsophagienne et nécessite une extraction urgente ?

■ [62] Comment retire-t-on un corps étranger œsophagien ?

■ [63] Quel est le principal risque lors de l'extraction d'un corps étranger œsophagien ?

■ [64] Chez l'adulte, quels sont les gestes de première urgence à réaliser devant une dyspnée laryngée avec signes de gravité ?

■ [65] Devant une dyspnée laryngée de l'adulte, quels antécédents doit-on rechercher ?

....

....

■ [66] Quels sont les examens complémentaires de première intention à réaliser à visée étiologique devant une dyspnée laryngée de l'adulte ?

....

....

■ [67] Quel est le premier diagnostic à évoquer devant une dyspnée laryngée chez un adulte éthylo-tabagique ?

....

....

■ [68] Quels sont les deux diagnostics à évoquer devant une dyspnée laryngée d'apparition progressive chez un patient ayant bénéficié d'un traitement par radiothérapie pour un cancer laryngé ?

....

....

■ [69] Cas : patient pris en charge en réanimation pour une péritonite, intubation orotrachéale de 25 jours ; quelques jours après l'extubation il présente une dyspnée laryngée subaiguë. Quel est le deux diagnostics à évoquer ?

■ [70] Un patient opéré d'une thyroïdectomie totale présente une dyspnée aiguë en salle de réveil. Quels sont les deux diagnostics à évoquer ?

....

....

291. Adénopathie superficielle

➥ Devant une adénopathie superficielle, argumenter les principales hypothèses diagnostiques et justifier les examens complémentaires pertinents

➤ RÉPONSES P. 235

■ [1] Donnez 3 principaux diagnostics différentiels d'une adénopathie cervicale superficielle ?

■ [2] Vous palpez une masse cervicale chez un patient. Vers quelle étiologie vous orientez-vous si cette masse est rénitente ?

■ [3] Vous palpez une masse cervicale chez un patient. Vers quelle étiologie vous orientez-vous si cette masse est molle ?

■ [4] Vous palpez une masse cervicale chez un patient. Vers quelle étiologie vous orientez-vous si cette masse est indurée ?

■ [5] Que signe cliniquement le caractère fluctuant d'une adénopathie ?

■ [6] Quel est le siège le plus fréquent des adénopathies cervicales aiguës ?

■ [7] Quelles sont les 4 principales portes d'entrée des adénites cervicales aiguës ?

....

....

■ [8] Quelles sont les bases du traitement d'une adénite aiguë cervicale ?

....

....

■ [9] Quelle est l'origine de l'infection pour une adénite aiguë cervicale médiane ?

....

....

■ [10] Quel est le diagnostic différentiel de l'adénite devant une tuméfaction cervicale médiane chez un enfant ?

....

....

■ [11] Qu'est ce qu'un adénophlegmon ?

....

....

■ [12] Quel est votre bilan paraclinique minimal devant la découverte d'une adénopathie cervicale chronique ?

....

....

■ [13] Quelles sérologies peuvent être utiles, face à une adénopathie cervicale, en fonction du contexte clinique ?

■ [14] Quel examen physique à visée diagnostique sera incontournable face à une adénopathie cervicale chronique si le sujet atteint est alcoolo-tabagique ?

■ [15] Vous décidez de réaliser un examen endoscopique sous AG chez Monsieur A, qui présente une adénopathie cervicale chronique. Monsieur A fume depuis 20 ans. Quelles endoscopies allez-vous réaliser ?

■ [16] Ou envoyez vous le produit recueilli par la cytoponction d'une adénopathie cervicale chronique ?

■ [17] La cytoponction d'une adénopathie permet-elle dans certains cas de poser le diagnostic de carcinome des VADS ?

■ [18] Donnez les caractéristiques cliniques classiques des adénopathies cervicales tuberculeuses ?

■ [19] Sur quels éléments repose le diagnostic d'adénopathie tuberculeuse ?

....

....

■ [20] Devant des adénopathies chroniques inflammatoires vous faisant évoquer une étiologie tuberculeuse, quel est votre principal diagnostic différentiel ?

....

....

■ [21] L'étiologie tuberculeuse d'une adénopathie est-elle rendue peu probable si la radiographie du thorax est normale ?

....

....

■ [22] Quelles sont les grandes bases du traitement d'une adénopathie tuberculeuse ?

....

....

■ [23] Quel aspect histologique retrouverez-vous typiquement sur une adénopathie tuberculeuse ?

....

....

■ [24] Combien de temps devra durer l'antibiothérapie chez un patient ayant des adénopathies cervicales tuberculeuses ?

....

....

■ [25] Devant une adénopathie, le diagnostic histologique de certitude devra être fait par une biopsie partielle de l'adénopathie cervicale, vrai ou faux ?

■ [26] Quel germe est en cause dans la maladie des griffes du chat ?

■ [27] Quel est l'autre nom pour la maladie des griffes du chat ?

■ [28] Quel est le principal élément à rechercher à l'interrogatoire pour le diagnostic de maladie des griffes du chat ?

■ [29] Quelle est la localisation la plus fréquente de l'adénopathie pour une maladie des griffes du chat ?

■ [30] À quelle étiologie pensez vous devant une adénopathie cervicale subaiguë si celle-ci est accompagnée d'une angine ?

■ [31] Quels 2 examens biologiques demandez-vous si vous suspectez une mononucléose infectieuse, et qu'en attendez-vous ?

■ [32] Un patient ayant des adénopathies cervicales superficielles présente à la NFS un syndrome mononucléosique ; quel peut être votre diagnostic, hormis la mononucléose infectieuse ?

■ [33] À quel agent microbien est dû la toxoplasmose ?

■ [34] Vous retrouvez à l'examen histologique d'une adénopathie cervicale superficielle un granulome épithélioïde gigantocellulaire sans caseum ni BK ; quel diagnostic évoquez-vous ?

■ [35] Quel(s) stade(s) de la syphilis peut(vent) être révélé(s) par des adénopathies ?

■ [36] Une adénopathie cervicale isolée peut-elle être révélatrice d'une maladie de Hogdkin ?

■ [37] Que trouverez-vous cliniquement chez un patient présentant un lymphome non hogdkinien cervical ?

....

....

■ [38] Comment se manifestera cliniquement une LLC (caractère des adénopathies) ?

....

....

■ [39] Vous réalisez une adénectomie cervicale chez Mme T, 40 ans, pour adénopathie chronique non inflammatoire sans étiologie retrouvée au bilan. L'examen extemporané anatomopathologique répond qu'il s'agit d'un carcinome. Vous décidez donc de compléter votre geste en réalisant un curage cervical homolatéral. Quel autre geste chirurgical pouvez-vous réaliser dans le même temps opératoire ?

....

....

■ [40] Quelle est la localisation du ganglion de Troisier ? Et quels cancers principaux peuvent en être l'origine ?

....

....

145. Tumeurs de la cavité buccale et des VADS

- Diagnostiquer une tumeur de la cavité buccale et une tumeur des VADS
- Connaître l'épidémiologie et l'anatomopathologie des cancers bucco-pharyngo-laryngés, sinusiens et rhinopharyngés
- Connaître les moyens thérapeutiques, les modalités évolutives dans cancers des VADS et leur pronostic
- Savoir évoquer un cancer bucco-pharyngo-laryngé
- Connaître les signes d'appel et une néoformation nasosinusienne bénigne ou maligne.
  Savoir qu'une image d'ostéolyse évoque avant tout un processus néoplasique

➤ RÉPONSES P. 237

CAVITÉ BUCCALE – PHARYNX – LARYNX

■ [1] Quel est le type histologique le plus fréquent des cancers des VADS ?

■ [2] Quels sont les deux principaux facteurs de risque des cancers des VADS ?

■ [3] Les patients présentant des carcinomes des VADS sont-ils plus fréquemment exposés à l'alcool ou au tabac ?

■ [4] Quel est le sex-ratio pour les cancers des VADS ?

■ [5] Quel est l'âge moyen de survenue des cancers de VADS ?

■ [6] Comment évolue l'incidence du cancer des VADS chez les hommes ? et chez les femmes ?

■ [7] À quel rang est placé l'incidence des cancers des VADS en France ?

■ [8] Citez les 3 caractères cliniques d'une adénopathie qui vous font évoquer un cancer ORL ?

....

....

■ [9] Les cancers des VADS sont-ils en général lymphophiles ?

....

....

■ [10] Les métastases de cancers des VADS sont-elles fréquentes ?

....

....

■ [11] Est-il fréquent de retrouver des cancers bronchiques chez les patients ayant des carcinomes des VADS ?

....

....

■ [12] Vrai ou faux : 20 % des patients ayant un cancer des VADS feront un deuxième cancer des VADS au cours de leur vie ?

....

....

■ [13] Connaissez-vous un facteur infectieux impliqué dans le développement des carcinomes des VADS ?

....

....

■ [14] Donnez 4 types de lésions précancéreuses des VADS ?

....

....

■ [15] Vous voyez en consultation Monsieur V, présentant une lésion suspecte de langue. Vous recherchez une exposition à des substances toxiques. Lesquelles ?

....

....

■ [16] Quels peuvent être les 3 aspects macroscopiques d'une tumeur des VADS (souvent associés) ?

....

....

■ [17] Vous retrouvez une lésion hypopharyngée suspecte chez un patient Monsieur T. Quels sont les deux examens à prévoir obligatoirement pour évaluer l'extension locale de la lésion ?

....

....

■ [18] Chez ce même patient Monsieur T, quels sont les deux examens paracliniques permettant de rechercher la présence de métastases à distance ?

....

....

■ [19] Quelle sera l'indication de l'échographie hépatique chez un patient ayant un cancer des VADS ?

....

....

■ [20] Monsieur S présente une volumineuse lésion de base de langue. Vous semble-t-il utile de réaliser une IRM ?

....

....

■ [21] Quels sont les 3 buts de la panendoscopie des VADS ?

....

....

■ [22] Quel document joignez-vous à votre compte rendu de panendoscopie ?

....

....

■ [23] En dehors de la prise en charge thérapeutique de la tumeur et du bilan général et d'anesthésie, quels trois grands axes de la prise en charge du patient ne faut-il pas oublier ?

....

....

■ [24] Quelle sera votre prise en charge stomatologique pour les patients ayant un cancer des VADS ?

....

....

■ [25] En quoi consiste une remise en état bucco-dentaire ?

....

....

■ [26] Que préconisez-vous chez un patient ayant un cancer des VADS chez qui vous découvrez, lors de son bilan nutritionnel, une dénutrition ? Par quel(s) moyen(s) ?

....

....

■ [27] Monsieur F présente une tumeur de l'oropharynx, vous avez déjà réalisé son bilan d'extension. Est-il utile de réaliser, afin de rechercher des tumeurs synchrones, une fibroscopie œsogastrique ?

....

....

■ [28] Chez ce même patient, Monsieur F, qui présente une tumeur de l'oropharynx, est-il utile de réaliser une fibroscopie bronchique ?

....

....

■ [29] Quel bilan biologique sera réalisé chez un patient chez-qui vous découvrez une tumeur des VADS ?

....

....

■ [30] En dehors de l'éviction alcoolo-tabagique, quelle prévention est essentielle dans les cancers de la cavité buccale ?

....

....

■ [31] Citez les 3 modes d'action de la cigarette dans la cancérogénèse de la cavité buccale.

....

....

■ [32] Citez 5 signes cliniques pouvant vous faire évoquer un cancer de la cavité buccale.

....

....

■ [33] Monsieur L présente une lésion bourgeonnante de la langue. Donnez 3 caractéristiques de cette lésion pouvant vous faire craindre la malignité ?

....

....

■ [34] Madame L. présente une ulcération de la langue mobile liée à un crochet de sa prothèse qui la blesse de façon chronique. Réaliserez-vous une biopsie de cette ulcération ? Immédiatement ou à distance ?

....

....

■ [35] De quels éléments anatomiques est constitué l'oropharynx ?

....

....

■ [36] Schéma 1 : Légendez de 1 à 6.

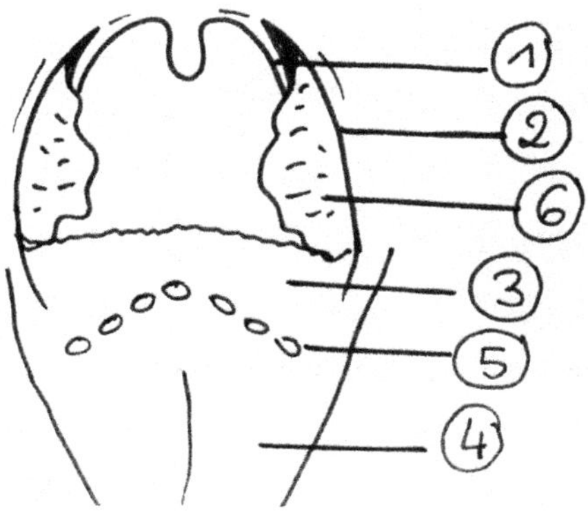

....

....

■ [37] Dans le cas particulier des cancers de l'amygdale, quel type histologique autre que le carcinome retrouve-t-on fréquemment (10-15 %) ?

....

....

■ [38] Vrai ou faux : le cancer de l'amygdale se voit facilement à l'examen clinique ?

....

....

■ [39] Donnez 2 signes à rechercher par votre examen physique en faveur d'un cancer de base de langue.

....

....

■ [40] Quel est le nom anatomique pour le sillon glosso-épiglottique ?

....

....

■ [41] Donnez les 3 zones vers lesquelles peut s'étendre un cancer de la vallécule.

....

....

■ [42] Quel est le siège le plus fréquent du cancer de l'hypopharynx ?

....

....

■ [43] Donnez les 3 signes cliniques par lesquels le cancer de l'hypopharynx se révèle le plus souvent.

....

....

■ [44] Le cancer de l'hypopharynx peut-il se manifester par une dysphonie ? Par quel(s) mécanisme ?

....

....

■ [45] Schéma 2 : Légendez de 1 à 6.

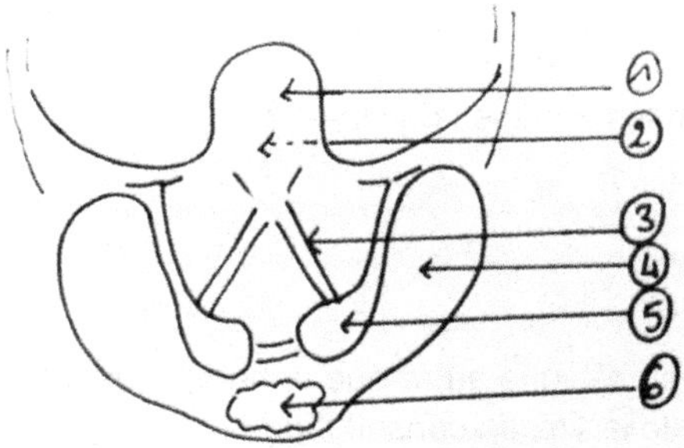

■ [46] Schéma 2 : Sur ce schéma, quelles structures (légendées) appartiennent à l'hypopharynx ?

....

....

■ [47] Schéma 2 : De quelles structures évaluez-vous la mobilité lors de votre examen ?

....

....

■ [48] Schéma 2 : Cette vue anatomique peut-elle être vue en consultation ? Si oui par quel moyen ?

....

....

■ [49] Quelles sont les 3 grandes fonctions auxquelles participe le larynx ?

....

....

■ [50] Quels sont les 4 cartilages qui composent le larynx ?

....

....

■ [51] Quels sont les 3 étages du larynx ?

....

....

■ [52] Quel moyen clinique autre que la fibroscopie peut vous permettre d'explorer le larynx en consultation ?

....

....

■ [53] Quel est le maître symptôme des cancers du larynx ?

....

....

■ [54] Le cancer des cordes vocales est-il lymphophile ?

....

....

■ [55] La dyspnée laryngée est-elle un symptôme fréquent du cancer du larynx à un stade précoce ?

....

....

■ [56] Que va évaluer le bilan orthophonique pré-thérapeutique chez un patient ayant un cancer des VADS ?

....

....

■ [57] Quels sont les grands axes du traitement des cancers des VADS ?

....

....

■ [58] Quel est le risque principal de la radiothérapie sur la mandibule ?

....

....

■ [59] Qu'est ce qu'une trachéostomie ?

....

....

■ [60] Vous décidez de pratiquer une laryngectomie totale chez Monsieur Z. Il vous demande s'il pourra parler après l'intervention. Que lui répondez-vous ?

....

....

■ [61] Ce même Monsieur Z., chez qui vous allez pratiquer une laryngectomie, vous demande s'il aura des « tuyaux » en se réveillant. Que lui répondez-vous ?

....

....

■ [62] Après une trachéotomie, quelles peuvent être les complications chirurgicales spécifiques de la canule de trachéotomie ?

■ [63] La trachéotomie est-elle définitive chez tous les patients ayant eu une chirurgie d'exérèse tumorale pour un cancer du larynx ?

■ [64] Donnez 4 complications précoces de la radiothérapie pour un cancer des VADS.

■ [65] Donnez les 4 complications tardives les plus fréquentes de la radiothérapie pour un cancer des VADS.

■ [66] Existe-t-il un marqueur biologique utile dans le suivi des cancers des VADS ? Si oui, lequel ?

■ [67] Quels sont les 2 objectifs du suivi, après traitement d'un cancer des VADS, d'un point de vue carcinologique ?

■ [68] Quel suivi proposez-vous pour les patients ayant eu un cancer des VADS ?

....

....

TUMEUR DE L'ÉTHMOÏDE

■ [69] Quel est le principal facteur de risque du cancer de l'ethmoïde ?

....

....

■ [70] Quelles autres affections (non cancéreuses) sont également dues à l'exposition aux poussières de bois ?

....

....

■ [71] Donnez 2 mesures de prévention primaire pour le cancer de l'ethmoïde.

....

....

■ [72] Quel est le type histologique le plus fréquent du cancer de l'ethmoïde ?

....

....

■ [73] Le risque de cancer ethmoïdien augmente-t-il avec la durée et l'intensité de l'exposition aux poussières de bois ?

....

....

■ [74] Le cancer de l'ethmoïde peut-il être reconnu comme maladie professionnelle ? et à quelles conditions ?

....

....

■ [75] La radiographie standard des sinus de la face vous sera-t-elle utile au dépistage du cancer de l'ethmoïde ?

....

....

■ [76] Sur quels éléments est basé le dépistage des cancers de l'ethmoïde chez les travailleurs du bois ?

....

....

■ [77] Quelles sont les 3 grandes familles de signes cliniques retrouvées chez les patients ayant un cancer de l'ethmoïde ?

....

....

■ [78] Donnez les 3 signes cliniques du syndrome nasal du cancer de l'ethmoïde.

....

....

■ [79] Quel est votre bilan paraclinique minimal devant la découverte d'un cancer de l'ethmoïde ?

....

....

■ [80] Quelles sont les 2 grandes lignes du traitement du cancer de l'ethmoïde ?

....

....

■ [81] Quel est votre suivi pour un patient traité pour un adénocarcinome ethmoïdien ?

....

....

CANCER DU CAVUM

■ [82] Quelles sont les deux régions du monde où sont observés le plus de cancers du cavum ?

....

....

■ [83] À quel facteur est lié le cancer du cavum ?

....

....

■ [84] Quel type de population le cancer du cavum atteint-il ?

....

....

■ [85] Quel est le type histologique le plus fréquent du cancer du cavum ?

....

....

■ [86] Quels sont les 3 grands types histologiques des cancers du cavum ?

....

....

■ [87] Citez les 4 grandes familles de signes cliniques devant vous faire évoquer un cancer du cavum.

....

....

■ [88] Les cancers du cavum sont-ils fréquemment découverts sur une adénopathie cervicale isolée ?

....

....

■ [89] Quels peuvent être les 4 symptômes otologiques chez un patient ayant un cancer du cavum ?

....

....

■ [90] Quels sont les 2 symptômes rhinologiques pouvant être présents chez un patient ayant un cancer du cavum ?

....

....

■ [91] Quels signes neurologiques peuvent vous faire évoquer un cancer du cavum ?

....

....

■ [92] Quel est le mécanisme des signes otologiques dans le cancer du cavum ?

....

....

■ [93] Monsieur C. présente un cancer du cavum et se plaint d'hypoacousie. Que retrouvera votre audiogramme ?

....

....

■ [94] Monsieur C. présente un cancer du cavum et se plaint d'hypoacousie. Comment sera votre tympanogramme ?

....

....

■ [95] Que recherchera votre examen ophtalmologique chez Monsieur C., présentant un cancer du cavum ?

....

....

■ [96] Devant la découverte d'un cancer du cavum, quels sont les 5 examens paracliniques à réaliser systématiquement (comprenant diagnostic et bilan d'extension) ?

....

....

■ [97] Quels anticorps anti-EBV sont élevés dans le cancer du cavum ?

....

....

■ [98] Quel est le principal traitement du cancer du cavum dans la majorité des cas ?

....

....

■ [99] Quel est le principal facteur pronostic péjoratif concernant l'extension locale de la tumeur ?

....

....

■ [100] Y a-t-il une utilité à surveiller le taux d'Ac anti-EBV dans la surveillance de récidive ?

....

....

241. Goitre et nodule thyroïdien

- Diagnostiquer un goitre et un nodule thyroïdien
- Argumenter l'attitude thérapeutique
- Planifier le suivi du patient

➤ RÉPONSES P. 244

■ [1] Quelles cellules thyroïdiennes sécrètent la calcitonine ?

■ [2] Quels sont nos besoins moyens quotidiens en iode ?

■ [3] Que signifie goitre thyroïdien ?

■ [4] Comment diagnostiquer un goitre thyroïdien ?

■ [5] Comment faites-vous à la palpation le diagnostic de goitre thyroïdien ?

■ [6] Quels facteurs sont à l'origine des goitres thyroïdiens simples ?

■ [7] Un goitre simple thyroïdien peut-il devenir multinodulaire avec le temps ?

■ [8] Quelles peuvent être les 3 complications d'un goitre thyroïdien ?

....

....

■ [9] Quelle est la première mesure de traitement des goitres thyroïdiens simples ?

....

....

■ [10] Quel(s) élément(s) anatomiques sont situés entre la thyroïde et la trachée ?

....

....

■ [11] Donnez le sex-ratio des nodules thyroïdiens.

....

....

■ [12] Donnez la définition de nodule thyroïdien.

....

....

■ [13] Quels sont les facteurs prédisposant aux nodules thyroïdiens ?

....

....

■ [14] Combien de temps après une radiothérapie externe l'incidence des nodules et cancers thyroïdiens est-elle maximale ?

....

....

■ [15] Les nodules thyroïdiens sont-ils fréquents ?

■ [16] Citez les 3 principaux types de nodules bénins de la thyroïde.

■ [17] Citez les 3 types de nodules malins de la thyroïde.

■ [18] Les nodules thyroïdiens sont-ils pour la plupart bénins ou malins ?

■ [19] L'évolution naturelle d'un nodule thyroïdien se fait-elle en général à long terme vers la malignité ?

■ [20] Les gros nodules thyroïdiens (> 3 cm) sont-ils plus souvent cancéreux que les petits ?

■ [21] Qu'est-ce qu'un incidentalome thyroïdien ?

■ [22] Donnez les 3 signes cliniques d'une thyroïde compressive.

....

....

■ [23] Quelle est l'évolution naturelle concernant la taille des nodules thyroïdiens ?

....

....

■ [24] Vers quel diagnostic devez-vous vous orienter devant un nodule thyroïdien douloureux accompagné de fièvre ?

....

....

■ [25] Quel(s) examen(s) biologique(s) devez vous réaliser en première intention devant la découverte d'un nodule thyroïdien ?

....

....

■ [26] Quel(s) examen(s) biologique(s) devrez-vous réaliser chez un patient présentant un nodule thyroïdien et une TSH basse ?

....

....

■ [27] Quel(s) examen(s) biologique(s) devrez-vous réaliser chez un patient présentant un nodule thyroïdien et une TSH élevée ?

....

....

■ [28] Le taux de thyroglobuline circulante doit-il être dosé devant la découverte d'un nodule thyroïdien ?

■ [29] À quoi peut être utile le dosage de calcitonine chez un patient ayant un nodule thyroïdien ?

■ [30] À quel moment de la prise en charge d'un nodule thyroïdien le dosage de la calcitonine doit-il être systématiquement réalisé ?

■ [31] Quelles 5 caractéristiques du nodule thyroïdien devront cliniquement vous faire suspecter un cancer de thyroïde ?

■ [32] Que recherchera la laryngoscopie indirecte à votre examen clinique chez un patient ayant un nodule thyroïdien ?

■ [33] Une paralysie récurrentielle chez un patient présentant un nodule thyroïdien rend-elle probable la nature maligne de ce nodule ?

■ [34] Vous prescrivez à Monsieur N., présentant un nodule thyroïdien, une échographie cervicale. Quels sont les deux impératifs de cet examen ?

....

....

■ [35] Quelles caractéristiques du nodule étudiera votre échographie thyroïdienne ?

....

....

■ [36] La présence de microcalcifications d'un nodule thyroïdien est-elle banale ou évocatrice de malignité ?

....

....

■ [37] Comment sera, à l'échographie, la vascularisation d'un nodule thyroïdien cancéreux ?

....

....

■ [38] Comment sera classiquement à l'échographie l'échogénicité d'un nodule thyroïdien malin ?

....

....

■ [39] Comment seront classiquement à l'échographie les limites d'un nodule thyroïdien malin ?

....

....

■ [40] Comment sera classiquement à l'échographie la forme d'un nodule thyroïdien malin ?

...

...

■ [41] Quelles caractéristiques échographiques concernant la capsule d'un nodule thyroïdien retrouverez-vous à l'échographie en faveur de la malignité ?

...

...

■ [42] Comment sera, en échographie, l'index de dureté d'un nodule thyroïdien pour vous faire suspecter sa malignité ?

...

...

■ [43] Quels signes échographiques en faveur de la malignité recherchez-vous, chez un patient présentant un nodule thyroïdien, au niveau des structures adjacentes ?

...

...

■ [44] Pourquoi faire déglutir votre patient présentant un nodule thyroïdien lors de l'échographie ?

...

...

■ [45] Quel élément doit accompagner votre compte-rendu d'échographie thyroïdienne ?

...

...

■ [46] Quelle est la contre-indication de la cytoponction d'un nodule thyroïdien ?

....

....

■ [47] Les nodules thyroïdiens de plus de 10 mm doivent-ils systématiquement être cytoponctionnés ?

....

....

■ [48] Dans quelles situations est recommandée la cytoponction d'un nodule thyroïdien dont la taille est inférieure à 20 mm (2 grandes situations) ?

....

....

■ [49] Monsieur N. présente un goitre multinodulaire dont le plus gros nodule mesure 25 mm de diamètre. Réalisez-vous une cytoponction de ce nodule ?

....

....

■ [50] Donnez la technique de la cytoponction d'un nodule thyroïdien.

....

....

■ [51] En cas de bénignité de la cytoponction, cette dernière doit-elle en général être répétée ?

....

....

■ [52] Quel traceur est utilisé préférentiellement pour la scintigraphie thyroïdienne ?

....

....

■ [53] Quelle donnée principale apporte la scintigraphie par rapport à l'échographie ?

....

....

■ [54] Quel élément de la scintigraphie peut vous faire évoquer la malignité d'un nodule thyroïdien ?

....

....

■ [55] La scintigraphie peut-elle remplacer l'échographie dans le cadre du suivi de nodules thyroïdiens ?

....

....

■ [56] La scintigraphie doit-elle être faite systématiquement lors du bilan de première intention pour un nodule thyroïdien ?

....

....

■ [57] Quelles sont les indications chirurgicales pour un nodule thyroïdien ?

....

....

■ [58] Quels sont les 3 objectifs de la surveillance chez un patient présentant un nodule thyroïdien sans critère de malignité ?

....

....

■ [59] Chez un patient présentant un nodule thyroïdien sans critère de malignité, de quel ordre sera votre suivi ?

....

....

■ [60] Vous voyez en consultation Monsieur N, qui présente un nodule thyroïdien dont vos explorations n'ont pas retrouvé de signe de malignité. Dans combien de temps le reverrez-vous pour surveillance ?

....

....

■ [61] Devant un nodule thyroïdien dont la cytoponction est compatible avec la malignité, quelle intervention chirurgicale proposez-vous sur la thyroïde ?

....

....

■ [62] Quel est le sex-ratio pour les cancers de la thyroïde ?

....

....

■ [63] Quel est le taux de guérison du cancer thyroïdien ?

....

....

■ [64] Quel est le type histologique le plus fréquent dans les cancers de la thyroïde ?

■ [65] Quels sont les 2 grands types de concers thyroïdiens ?

■ [66] Les cancers vésiculaires de thyroïde bien différenciés sont-ils de meilleur pronostic que ceux qui sont peu différenciés ?

■ [67] À quoi correspond le stade T1 pour un cancer de thyroïde ?

■ [68] À quoi correspond le stade T3 pour un cancer de la thyroïde ?

■ [69] Chez un patient présentant un nodule thyroïdien, quels éléments cliniques augmentent la probabilité que ce nodule soit cancéreux (8 éléments) ?

■ [70] L'envahissement ganglionnaire est-il fréquent chez les patients présentant un cancer de la thyroïde ?

■ [71] Donnez les facteurs de mauvais pronostic des cancers thyroïdiens (5 éléments).

....

....

■ [72] Quelle est la localisation la plus fréquentes des adénopathies chez un patient ayant un cancer thyroïdien (Un compartiment) ?

....

....

■ [73] Vous détectez une adénopathie à l'échographie thyroïdienne, chez un patient ayant un nodule thyroïdien. Quelles 4 caractéristiques de ce ganglion devez vous noter dans le compte rendu (hormis sa localisation) ?

....

....

■ [74] Quels deux antécédents devez-vous rechercher à l'interrogatoire, chez un patient ayant un nodule thyroïdien, en faveur d'un cancer de la thyroïde ?

....

....

■ [75] La cytoponction peut-elle vous permettre de faire le diagnostic de cancer de la thyroïde ?

....

....

■ [76] Quelles sont les bases du traitement du cancer de la thyroïde lorsque celui-ci est à un stade localisé ?

....

....

■ [77] Quel produit est utilisé lors de l'irathérapie ?

■ [78] Quel est le but de l'irathérapie, après une thyroïdectomie totale ?

■ [79] Quelle précaution devez-vous prendre chez une femme jeune avant une irathérapie ?

■ [80] Quel traitement est instauré systématiquement après une thyroïdectomie totale ?

■ [81] Quel devra être la durée de l'hormonothérapie après une chirurgie d'exérèse thyroïdienne ?

■ [82] Quelle complication biologique doit être crainte après une chirurgie d'exérèse de la thyroïde ?

■ [83] Comment expliquez-vous une dysphonie post-opératoire après une thyroïdectomie ?

■ [84] De quels nerfs sont issus les nerfs récurrents ?

....

....

■ [85] Quelles sont les 2 structures principales dont la mobilité est assurée par les nerfs récurrents ?

....

....

■ [86] Quel examen d'imagerie sera essentiel dans le cadre de la recherche de récidive d'un cancer thyroïdien ?

....

....

326. Paralysie faciale périphérique (PFP)

➥ Devant une paralysie faciale, argumenter les principales hypothèses diagnostiques et justifier les examens complémentaires pertinents

➤ RÉPONSES P. 249

■ [1] Le nerf facial est un nerf mixte. De quelle(s) nature(s) sont les fibres du nerf facial ?

■ [2] À quel endroit est située l'atteinte du nerf facial lorsque la paralysie faciale est périphérique ?

■ [3] Quels sont les deux éléments cliniques vous permettant de différencier une atteinte faciale périphérique d'une atteinte centrale ?

■ [4] Donnez 4 signes cliniques observés au repos sur le territoire supérieur de la face, chez un patient ayant une paralysie faciale périphérique.

■ [5] Donnez 4 signes cliniques observés au repos sur le territoire inférieur de la face, chez un patient ayant une paralysie faciale périphérique.

■ [6] Comment appelle-t-on l'impossibilité de fermer l'œil ?

■ [7] Un patient atteint d'une PFP sévère pourra-t-il relever la paupière supérieure ?

■ [8] Décrivez le signe de Charles Bell.

....

....

■ [9] Le signe de Souques est-il présent chez un patient ayant une paralysie faciale sévère ?

....

....

■ [10] Le clignement à la menace est-il préservé lors d'une paralysie faciale périphérique sévère ?

....

....

■ [11] De quel côté est attirée la bouche chez un patient ayant une PFP ?

....

....

■ [12] De quel côté sera déviée la langue d'un patient ayant une paralysie faciale périphérique ?

....

....

■ [13] Chez un patient présentant une inocclusion palpébrale, est il possible que l'atteinte faciale soit d'origine centrale ?

....

....

■ [14] Quels signes d'atteinte du VII autres que le déficit moteur facial recherchez-vous chez un patient ayant une PFP (5 signes) ?

....

....

■ [15] À quelle partie de la langue le nerf VII envoie-t-il des fibres sensorielles ?

....

....

■ [16] Par quel moyen pouvez-vous rechercher la présence d'une paralysie faciale chez un sujet comateux n'ayant pas d'asymétrie de repos ?

....

....

■ [17] Par quels éléments cliniques évaluez-vous la gavité d'une PFP (2 éléments) ?

....

....

■ [18] Par quels moyens paracliniques pouvez vous évaluer la sévérité d'une paralysie faciale ?

....

....

■ [19] Quelle information vous apportera le test de schirmer s'il est positif, chez un patient ayant une PFP ?

....

....

■ [20] Une IRM est-elle systématique chez un patient ayant une PFP ?

....

....

■ [21] Monsieur P. vient consulter pour une paralysie faciale périphérique. En dehors de l'examen de toutes les fonctions du nerf VII et d'un examen neurologique complet, donnez les 2 éléments de votre examen physique à ne pas oublier ?

....

....

■ [22] Quelles peuvent être les 2 séquelles d'une PFP sévère, en dehors du déficit moteur ?

....

....

■ [23] Donnez 3 signes cliniques de mauvais pronostic pour une PFP.

....

....

■ [24] Quels sont les 2 grands axes de la prise en charge des PFP en plus du traitement médical ?

....

....

■ [25] Quelles mesures de protection oculaire prenez-vous chez Monsieur P, atteint d'une PFP ?

....

....

■ [26] Quel type de rééducation proposez-vous chez monsieur P, atteint de PFP ?

....

....

■ [27] Monsieur P., présentant une PFP, vous dit que son médecin lui a conseillé les grimaces devant la glace. Doit-il suivre son conseil ? Pourquoi ?

■ [28] Quelle est l'étiologie la plus fréquente des paralysies faciales périphériques ?

■ [29] Quelle est l'évolution clinique la plus fréquente d'une PFP a frigore si elle est incomplète ?

■ [30] Le mode d'installation d'une PFP a frigore est-il progressif ?

■ [31] Sur quels critères affirmez-vous le diagnostic de PFP a frigore ?

■ [32] Quel traitement médical (1 traitement) prescrivez-vous pour traiter une PFP a frigore ?

■ [33] Quel virus est reconnu comme responsable de la majorité des PFP dites « a frigore » ?

■ [34] Donnez 5 causes infectieuses de PFP.

....

....

■ [35] Vers quel diagnostic vous oriente une otalgie intense ayant précédé une PFP ?

....

....

■ [36] Quel est le signe pathognomonique du zona du ganglion géniculé ?

....

....

■ [37] Lors d'un zona du ganglion géniculé, quel autre nerf crânien présente une atteinte fréquente ?

....

....

■ [38] Le zona du ganglion géniculé peut-il atteindre d'autres paires crâniennes ?

....

....

■ [39] En plus des causes infectieuses, quelles sont les 2 grandes étiologies des PFP ?

....

....

■ [40] Vers quoi vous oriente une paralysie faciale périphérique chez un traumatisé crânien ?

....

....

■ [41] Quel est le traitement d'une paralysie faciale par plaie parotidienne ?

....

....

■ [42] Quel nerf est responsable de l'innervation sensitive de la face ?

....

....

■ [43] Monsieur O. vient d'être opéré d'une otospongiose et se présente avec une PFP homolatérale. Quel est son mécanisme ?

....

....

■ [44] Monsieur N. présente une surdité de perception droite d'évolution lentement progressive, associée depuis peu à des vertiges et des acouphènes. Il consulte pour apparition d'une paralysie faciale. Quelle étiologie évoquez-vous ?

....

....

■ [45] Monsieur H. présente une paralysie faciale associée à une uvéite et une parotidite bilatérale. Quel est votre diagnostic ?

....

....

344. Vertiges

- Chez un patient se plaignant de vertiges, argumenter les principales hypothèses diagnostiques et justifier les examens complémentaires pertinents
- Argumenter l'attitude et planifier le suivi du patient

➤ RÉPONSES P. 252

■ [1] Quelle est la définition clinique d'un vertige ?

■ [2] Quels sont les trois systèmes sensoriels permettant le contrôle de la posture ?

■ [3] Quelles sont les deux grandes structures de l'appareil vestibulaire impliquées dans l'équilibre ?

■ [4] Quelles structures de l'appareil vestibulaire répondent aux accélérations linéaires ?

■ [5] Quelles structures de l'appareil vestibulaire répondent aux accélérations angulaires ?

■ [6] Qu'est-ce qu'un nystagmus ?

■ [7] Pourquoi observe-t-on le plus souvent un nystagmus dans les vertiges ?

■ [8] Quelles sont les caractéristiques d'un nystagmus à préciser systématiquement ?

....

....

■ [9] Quels sont les arguments en faveur de l'origine périphérique d'un nystagmus ?

....

....

■ [10] De quel côté bat le nystagmus si une affection stimule le vestibule droit ?

....

....

■ [11] De quel côté bat le nystagmus si une affection détruit le vestibule droit ?

....

....

■ [12] Quelles sont les causes de pseudo-vertiges ?

....

....

■ [13] À l'interrogatoire, quelles sont les caractéristiques d'un vertige à rechercher afin de le préciser ?

....

....

■ [14] À l'interrogatoire, quels signes d'accompagnement d'un vertige doivent être systématiquement recherchés ?

....

....

■ [15] Décrire l'examen clinique vestibulaire.

....

....

■ [16] En dehors de l'examen vestibulaire, que doit-on examiner devant tout vertige ?

....

....

■ [17] Qu'analyse-t-on grâce à la vidéonystagmographie (VNG) ? Quand est-elle indiquée ?

....

....

■ [18] Quels sont les différents tests de la VNG ?

....

....

■ [19] En dehors de la VNG, quels autres tests permettent de tester le vestibule ?

....

....

■ [20] Décrire le syndrome vestibulaire périphérique harmonieux

....

....

■ [21] Décrire le syndrome vestibulaire central dysharmonieux.

....

....

■ [22] Citer les principales causes labyrinthiques de vertiges.

....

....

■ [23] Citer les principales causes de vertiges liées à une atteinte du nerf vestibulaire.

....

....

■ [24] Citer les principales causes centrales de vertiges.

....

....

■ [25] Décrire les caractéristiques du vertige dans le vertige positionnel paroxystique bénin (VPPB).

....

....

■ [26] Quelle est la manœuvre clinique diagnostique du VPPB ?

....

....

■ [27] Quels sont les examens complémentaires à prescrire devant un VPPB classique ?

....

....

■ [28] Quels sont les signes clinques accompagnant le vertige dans le VPPB ?

■ [29] Quelle est l'hypothèse physiopathologique du VPPB ?

■ [30] Quelle est la mesure thérapeutique à proposer pour traiter un VPPB ?

■ [31] Quelle est la triade clinique de la maladie de Ménière ?

■ [32] Quelle est l'hypothèse physiopathologique de la maladie de Ménière, et son impact sur la fonction du vestibule concerné ?

■ [33] Quels sont les diagnostics différentiels de la maladie de Ménière à éliminer en priorité ?

■ [34] Quels examens complémentaires sont utiles au diagnostic de maladie de Ménière ?

■ [35] Quelle est l'évolution classique de la maladie de Ménière ?

....

....

■ [36] Quel est le traitement classique d'une crise de Ménière ?

....

....

■ [37] Quel traitement de fond peut-on proposer aux patients atteints d'une maladie de Ménière invalidante ?

....

....

■ [38] Décrire les caractéristiques du vertige dans la névrite vestibulaire.

....

....

■ [39] Quelle est l'hypothèse physiopathologique de la névrite vestibulaire ?

....

....

■ [40] Que retrouve-t-on à l'examen vestibulaire d'un patient atteint d'une névrite vestibulaire ?

....

....

■ [41] Quels sont les examens complémentaires à prescrire devant un tableau de névrite vestibulaire typique ?

....

....

■ [42] Quelle est la prise en charge thérapeutique d'une névrite vestibulaire ?

....

....

■ [43] Quelle est la lésion incriminée dans le syndrome de Wallenberg ?

....

....

■ [44] Quel est le terrain des patients présentant un syndrome de Wallenberg ?

....

....

■ [45] En dehors du vertige, quels sont les signes cliniques que l'on peut retrouver dans un syndrome de Wallenberg ?

....

....

■ [46] Que doit-on évoquer devant un syndrome cérébelleux, des céphalées postérieures et des vertiges ?

....

....

■ [47] Quels signes cliniques doivent conduire à réaliser une imagerie cérébrale en urgence (IRM de la fosse postérieure) ?

....

....

■ [48] En dehors du contexte d'urgence quels signes doivent conduire à la réalisation d'une imagerie dans un contexte de vertiges ?

....

....

■ [49] Quel diagnostic doit être évoqué devant une surdité brusque + vertiges rotatoires aigus + PFP + éruption de la conque ?

....

....

■ [50] Quel diagnostic doit être évoqué devant une otalgie + fièvre + surdité brusque + vertiges rotatoires aigus ?

....

....

■ [51] Quel diagnostic doit être évoqué devant des vertiges + PFP + surdité après un traumatisme crânien ?

....

....

■ [52] Que craint-on devant l'apparition de violents vertiges + une surdité après une chirurgie de l'otospongiose ?

....

....

294. Altération de la fonction auditive

➥ Devant une altération de la fonction auditive, argumenter les principales hypothèses diagnostiques et justifier les examens complémentaires pertinents

➤ RÉPONSES P. 257

■ [1] Distinguer les 3 grands types de surdités et les structures anatomiques impliquées pour chacune d'elle.

■ [2] Définir la cophose.

■ [3] Devant une surdité, que demandez-vous à l'interrogatoire afin de la préciser ?

■ [4] Quels antécédents particuliers devez-vous rechercher devant une surdité ?

■ [5] Quels autres signes otologiques doivent être recherchés systématiquement devant une surdité ?

■ [6] Quels sont les deux éléments de votre examen ORL qui sont les plus utiles pour vous orienter devant une surdité ?

■ [7] Comment se comporte la conduction osseuse (CO) par rapport à la conduction aérienne (CA) chez un normo-entendant ?

....

....

■ [8] Décrire les 2 principaux tests de l'acoumétrie clinique.

....

....

■ [9] Comment interpréter l'épreuve de Weber ?

....

....

■ [10] Comment interpréter l'épreuve de Rinne ?

....

....

■ [11] Citer toutes les épreuves fonctionnelles existantes pour l'exploration de l'audition ?

....

....

■ [12] Quelle épreuve fonctionnelle réaliser en première intention chez un patient se plaignant d'une perte auditive ?

....

....

■ [13] Que détermine-t-on par l'audiométrie tonale ?

....

....

■ [14] Quel est l'intervalle de fréquences exploré par l'audiométrie tonale ?

■ [15] Interpréter le type de surdité de ces 3 audiogrammes.

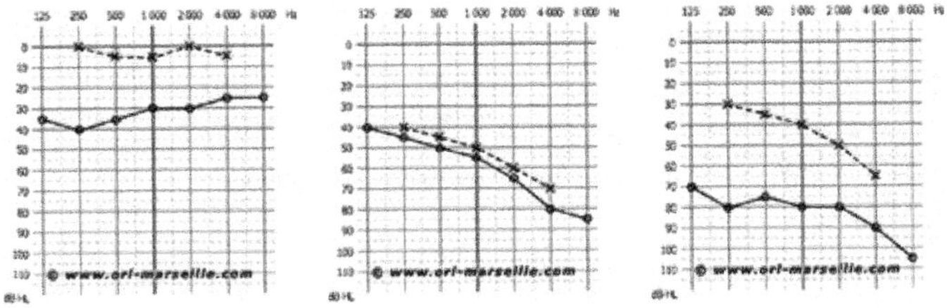

■ [16] Qu'évalue l'audiométrie vocale ?

■ [17] Qu'évalue-t-on par la tympanométrie (ou impédencemétrie) ?

■ [18] Que faut-il toujours vérifier avant la réalisation d'une tympanométrie ?

■ [19] Interpréter ces 3 courbes de tympanométrie.

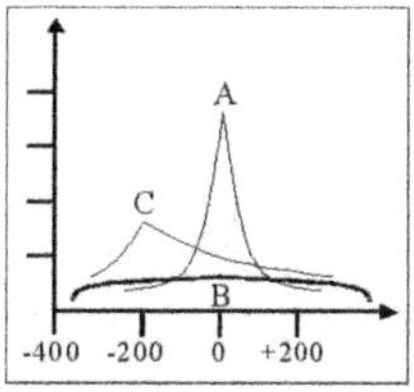

....

....

■ [20] Définir le réflexe stapédien. Comment le recueille-t-on ?

....

....

■ [21] Dans quels cas le réflexe stapédien peut-il être aboli ?

....

....

■ [22] Qu'est-ce que le recrutement en otologie ?

....

....

■ [23] Quels sont les deux grands intérêts des potentiels évoqués auditifs (PEA) ?

....

....

■ [24] Quelle est la principale indication des otoémissions acoustiques (OEA) ?

....

....

■ [25] Citer les principales étiologies de surdité de transmission par atteinte de l'oreille externe.

■ [26] Citer les principales étiologies de surdité de transmission à tympan normal.

■ [27] Citer les principales étiologies de surdité de transmission à tympan anormal.

■ [28] Quel est le mécanisme physiopathologique impliqué dans l'otospongiose ?

■ [29] Quelles sont les populations les plus touchées par l'otospongiose ? Quels facteurs peuvent aggraver une otospongiose ?

■ [30] Quelles sont les caractéristiques cliniques de la surdité dans l'otospongiose ? Quels autres signes peuvent accompagner la surdité dans l'otospongiose ?

■ [31] Que retrouve-t-on à l'otoscopie chez un patient atteint d'otospongiose ?

....

....

■ [32] Comment se présente l'audiogramme tonal, le tympanogramme et le réflexe stapédien dans l'otospongiose ?

....

....

■ [33] Quels sont les signes scannographiques possibles d'une otospongiose ?

....

....

■ [34] Quels sont les deux principaux intérêts du scanner dans le bilan d'une otospongiose ?

....

....

■ [35] Citer les quatre principaux diagnostics différentiels de l'otospongiose.

....

....

■ [36] Par quel phénomène la surdité peut-elle devenir mixte ou de perception dans une otospongiose ?

....

....

■ [37] Quelles sont les deux options thérapeutiques à proposer à un patient atteint d'une otospongiose ?

■ [38] Quelles sont les indications, les contre-indications d'un traitement chirurgical dans l'otospongiose ?

■ [39] Quels sont les risques à expliquer au patient s'il opte pour une chirurgie pour traiter son otospongiose ?

■ [40] Au décours d'un traumatisme de l'oreille avec ou sans fracture du rocher, quels sont les quatre types de lésion pouvant aboutir à une surdité de transmission ?

■ [41] Quels sont les quatre mécanismes traumatiques pouvant induire une perforation tympanique ?

■ [42] Vous recevez un patient en urgence car après s'être pris une violente gifle sur l'oreille, il a ressenti une intense douleur à l'oreille et une perte de l'audition homolatérale. Que suspectez-vous ?

■ [43] Vous recevez en consultation un patient qui revient d'un séjour aux Antilles pendant lequel il a pratiqué la plongée sous-marine. Depuis, il présente une hypoacousie et une otalgie gauche. Quel est le diagnostic le plus probable ?

....

....

■ [44] Définir l'otite moyenne chronique.

....

....

■ [45] Citer les sept types d'otites chroniques possibles.

....

....

■ [46] Définir l'otite séro-muqueuse (OSM).

....

....

■ [47] Quelle est la population la plus touchée par l'OSM et pourquoi ?

....

....

■ [48] Quelles sont les deux pathologies souvent intriquées responsable d'OSM en pédiatrie ?

....

....

■ [49] En dehors des deux pathologies de la question 48, quels sont les autres facteurs pouvant favoriser les OSM ?

....

....

■ [50] Que doit-on rechercher systématiquement devant une OSM, surtout si elle est unilatérale, chez l'adulte ?

....

....

■ [51] À l'aide des otoscopies ci dessous, décrire les différents aspects otoscopiques d'une OSM.

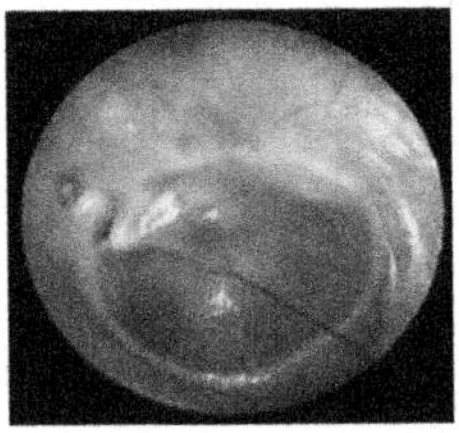

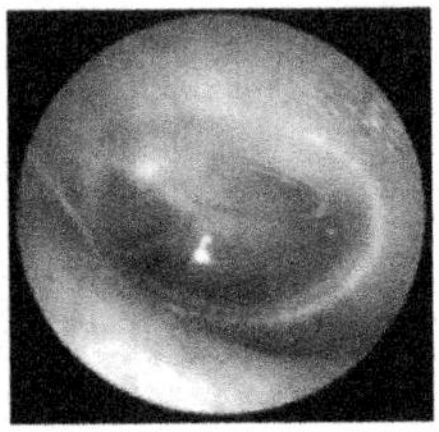

....

....

■ [52] Quels sont les examens paracliniques à réaliser devant une OSM et que retrouve-t-on ?

....

....

■ [53] Quelles sont les différentes évolutions et complications possibles d'une OSM ?

....

....

■ [54] Devant une OSM prolongée, quel est le traitement de première intention ?

....

....

■ [55] Quand proposer la mise en place d'aérateurs transtympaniques (ATT) pour une OSM ?

....

....

■ [56] En dehors de l'OSM, quel est le bilan paraclinique à demander devant une otite chronique ?

....

....

■ [57] Par quel mécanisme peut-on avoir une surdité de perception dans les otites chroniques ?

....

....

■ [58] Quel est le signe otologique prédominant dans l'otite muqueuse à tympan ouvert ?

....

....

■ [59] À l'aide de l'otoscopie ci-dessous, décrire le tympan dans l'otite muqueuse à tympan ouvert.

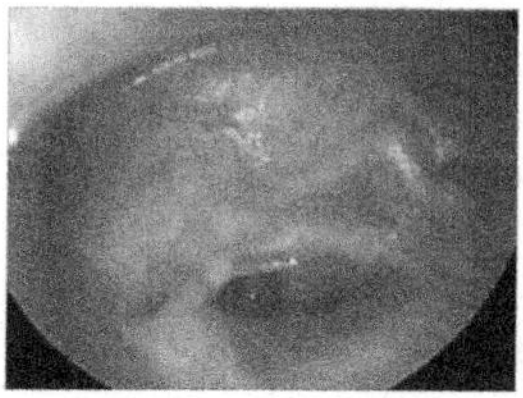

....

....

■ [60] Quels seront les différents aspects de la prise en charge thérapeutique devant une otite chronique muqueuse à tympan ouvert ?

■ [61] Que représentent les otites séquellaires parmi les otites chroniques ?

■ [62] À l'aide des otoscopies ci-dessous, décrire les différentes formes d'otites séquellaires :

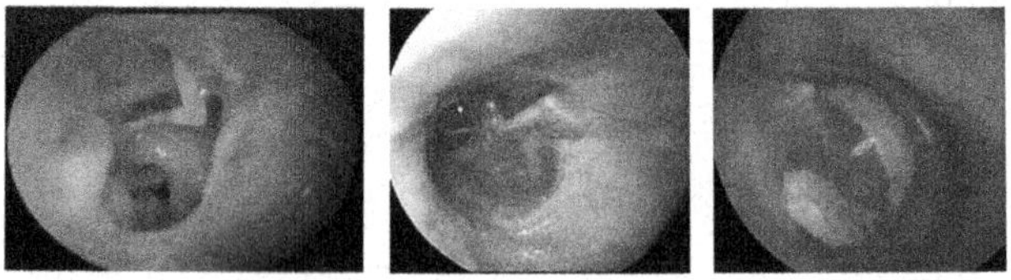

■ [63] Quelles sont les solutions thérapeutiques à proposer au patient atteint d'une otite séquellaire ?

■ [64] Définir l'otite atélectasique.

■ [65] Décrire les deux principaux mécanismes physiopathologiques de l'otite atélectasique.

■ [66] Quelle est la caractéristique otoscopique de l'otite atélectasique (cf. otoscopie ci-dessous) ?

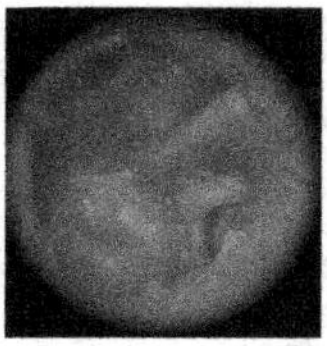

....

....

■ [67] Quel est le principal risque de l'otite atélectasique et quelles sont les deux zones du tympan le plus souvent concernées ?

....

....

■ [68] Quel signe otologique trahit une évolution péjorative de l'otite atélectasique ?

....

....

■ [69] Devant une poche de rétraction, quel élément otoscopique va conditionner votre prise en charge ?

....

....

■ [70] Définir le cholestéatome.

....

....

■ [71] À l'aide des otoscopies ci-dessous décrire les différents aspects otoscopiques évocateurs de cholestéatome ?

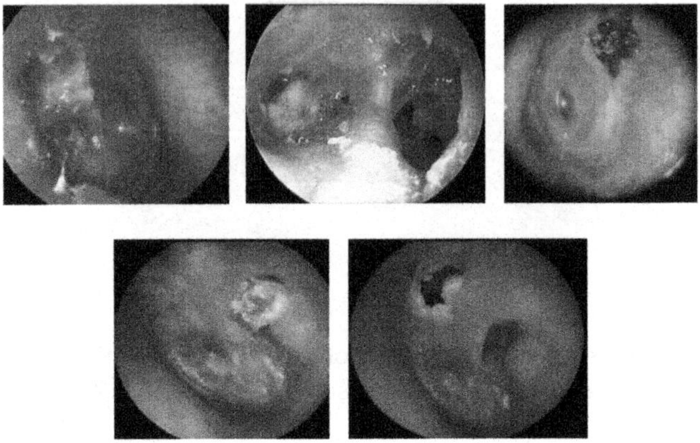

■ [72] Devant une otite chronique, quelle caractéristique de l'otorrhée est évocatrice de la présence d'un cholestéatome ?

■ [73] Que recherche-t-on au scanner des rochers dans un cholestéatome ?

■ [74] Quelles sont les complications d'un cholestéatome ?

■ [75] Quel est le traitement d'un cholestéatome ?

■ [76] Distinguer les deux types de surdités de perception en fonction du niveau d'atteinte.

■ [77] Citer les principales causes de surdités de perception unilatérales.

■ [78] Citer les principales causes de surdités de perception bilatérales.

■ [79] Quelles sont les caractéristiques cliniques d'une surdité brusque ?

■ [80] Quelles sont les autres causes de surdité brutale à éliminer devant une surdité brusque ?

■ [81] Quel est le bilan biologique minimum à prescrire devant une surdité brusque ?

■ [82] Pourquoi prescrit-on toujours une IRM de la fosse postérieure et des méats acoustiques internes au décours d'une surdité brusque ?

....

....

■ [83] Pourquoi faut-il traiter en urgence les surdités brusques ?

....

....

■ [84] Quel médicament doit être prescrit en première intention devant une surdité brusque ?

....

....

■ [85] Quelles autres thérapeutiques peuvent être proposées devant une surdité brusque ?

....

....

■ [86] Quel diagnostic doit être évoqué devant une surdité fluctuante, des vertiges et des acouphènes ?

....

....

■ [87] Au cours d'une otite moyenne aiguë ou chronique, un patient présente brutalement une surdité de perception homolatérale et des grands vertiges rotatoires, quel est lediagnostic à évoquer ?

....

....

■ [88] En dehors des bactéries couramment rencontrées dans les otites, quels sont les autres agents infectieux pouvant induire une labyrinthite aiguë ?

....

....

■ [89] Quels sont les quatre mécanismes pouvant induire une surdité de perception dans un contexte traumatique (fracture du rocher ou traumatisme crânien) ?

....

....

■ [90] Suite à un violent traumatisme sonore, quelle fréquence est la plus souvent atteinte à l'audiogramme ?

....

....

■ [91] Quel signe otologique prédomine à la suite d'un traumatisme sonore aigu ?

....

....

■ [92] Quel est le médicament à prescrire en première intention devant un traumatisme sonore aigu responsable d'une surdité de perception ?

....

....

■ [93] De quelle paire crânienne nerveuse dépend le schwanome vestibulaire ? Quels sont les deux sièges les plus fréquents de cette tumeur ?

....

....

■ [94] Quels signes cliniques doivent faire évoquer un schwanome vestibulaire ?

■ [95] Quel est le bilan paraclinique d'un schwanome vestibulaire ?

■ [96] Quelles sont les trois possibilités de prise en charge d'un schwanome vestibulaire (sans les indications)

■ [97] Citer les principaux médicaments ototoxiques

■ [98] Quelles sont les malformations génétiques de l'oreille, responsables d'une surdité de transmission chez l'enfant ?

■ [99] Citer les deux grandes catégories de surdité de perception d'origine génétique

■ [100] Comment appelle-t-on l'ensemble des infections materno-fœtales pouvant entraîner des surdités ?

■ [101] Citer les causes spécifiques à la période néonatale pouvant induire des surdités.

....

....

■ [102] Expliquer la différence entre un acouphène objectif et un acouphène subjectif.

....

....

■ [103] Comment sont décrits le plus souvent les acouphènes objectifs par les patients ?

....

....

■ [104] Quelle est l'origine la plus fréquente des acouphènes objectifs ?

....

....

60. Déficit neurosensoriel chez le sujet âgé : surdité et vertige

➥ Diagnostiquer les troubles de l'audition liés au vieillissement et en discuter la prise en charge thérapeutique, préventive et curative

➤ RÉPONSES P. 268

■ [1] À l'aide de l'audiogramme ci-dessous décrire les caractéristiques de la surdité dans la presbyacousie. À partir de quel âge observe-t-on classiquement la presbyacousie ?

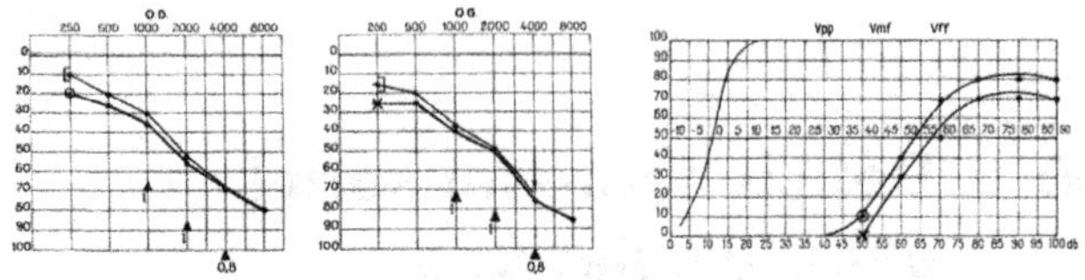

■ [2] Quelle partie de la cochlée est atteinte en priorité dans la presbyacousie ?

■ [3] Pourquoi certains sujets développent-ils une presbyacousie plus précoce que d'autres ? Quels sont les facteurs impliqués ?

■ [4] Quelle est la première gêne ressentie par le presbyacousique ?

■ [5] Quel est le principal risque de la presbyacousie chez le sujet âgé ?

■ [6] Comment se traduit la distorsion du message sonore sur les courbes d'audiométrie vocale ?

....

....

■ [7] Comment est l'audiométrie vocale par rapport à l'audiométrie tonale dans la presbyacousie ?

....

....

■ [8] Quelle prise en charge propose-t-on aux presbyacousiques ? Quelles en sont les indications et les modalités ?

....

....

■ [9] Quels sont les effets du vieillissement sur les acteurs du système postural, induisant des troubles de l'équilibre chez le sujet âgé ?

....

....

■ [10] Quels sont les facteurs pouvant aggraver les troubles de l'équilibre du sujet âgé ?

....

....

33. Dépistage des troubles auditifs de l'enfant

49. Évaluation clinique et fonctionnelle d'un handicap sensoriel : la surdité

- Évaluer une incapacité ou un handicap
- Analyser les implications d'un handicap en matière d'orientation professionnelle et son retentissement social

➤ RÉPONSES P. 269

■ [1] Définir la déficience.

....

....

■ [2] Définir l'incapacité.

....

....

■ [3] Définir le handicap.

....

....

■ [4] Classer les surdités en fonction du déficit auditif.

....

....

■ [5] À quel âge se font les certificats obligatoires contenant une rubrique audition du carnet de santé ?

....

....

■ [6] Pourquoi dépiste-t-on les surdités de l'enfant dès la naissance et au cours des premières années de vie ?

....

....

■ [7] Quels sont les risques d'une surdité chronique sur le développement d'un enfant ?

....

....

■ [8] Quelles sont les questions à poser pour rechercher des facteurs de risque de surdité congénitale ou périnatale ?

....

....

■ [9] Quels sont les signes qui doivent faire évoquer une surdité chez le nourrisson et l'enfant ?

....

....

■ [10] Quels sont les moyens de dépistage du déficit auditif à la naissance ?

....

....

■ [11] Quels sont les moyens de mesure de l'audition pour dépister les déficits auditifs avant 6 mois ?

....

....

■ [12] Quels sont les moyens de mesure de l'audition pour dépister les déficits auditifs entre 6 et 28 mois ?

....

....

■ [13] Quels sont les moyens de mesure de l'audition pour dépister les déficits entre 28 mois et 5/6 ans ?

....

....

■ [14] Quels sont les moyens de mesure de l'audition pour dépister les déficits à partir de 5/6 ans ?

....

....

■ [15] À partir de combien de décibels de perte auditive peut-on avoir un retentissement sur la vie sociale ?

....

....

■ [16] Quelles sont les deux alternatives existantes de réhabilitation auditive des surdités de perception ?

....

....

■ [17] Quelle est l'indication d'un implant cochléaire ?

....

....

■ [18] En dehors de la réhabilitation auditive, quelles sont les autres mesures à proposer dans la prise en charge d'un enfant sourd profond ?

....

....

■ [19] Définir la surdité professionnelle.

....

....

■ [20] Les surdités professionnelles rentrent-elles dans le cadre des maladies professionnelles indemnisables ?

....

....

■ [21] Quel est le niveau minimum d'exposition sonore quotidienne à partir duquel une surveillance médicale des travailleurs est obligatoire ?

....

....

■ [22] Quelles sont les mesures collectives de protection à mettre en place dans une entreprise contre les nuisances sonores ?

....

....

■ [23] Quelles sont les mesures individuelles de protection à mettre en place dans une entreprise contre les nuisances sonores ?

....

....

201. Traumatisé facial

- Évaluer la gravité et rechercher les complications précoces chez un traumatisé crânio-facial, et devant une plaie des parties molles
- Identifier les situations d'urgence et planifier leur prise en charge

➤ RÉPONSES P. 272

■ [1] Quels sont anatomiquement les 3 étages de la face ?

■ [2] De quelle artère principale sont issue les branches qui vascularisent la face ?

■ [3] Citez les différentes branches de l'artère carotide externe.

■ [4] Quels sont les 3 nerfs impliqués dans la motricité de la face ?

■ [5] Quels 2 os principaux forment le plancher de l'orbite ?

■ [6] Quels sont les 3 signes de gravité d'un traumatisé facial ?

■ [7] Quels signes de fracture recherchez-vous à la palpation chez un patient traumatisé facial ?

■ [8] Quels 5 éléments principaux recherchez-vous cliniquement à votre examen clinique ophtalmologique pour tout patient traumatisé facial ?

....

....

■ [9] Le scanner est-il systématique pour tout patient traumatisé facial ?

....

....

■ [10] Quelle(s) radiographie(s) réalisez-vous chez un patient ayant eu un traumatisme mandibulaire ?

....

....

■ [11] Quel cliché radiologique de débrouillage peut être utile pour les fractures de l'étage moyen de la face ?

....

....

■ [12] Quels clichés radiologiques pouvez-vous réaliser en complément chez un patient présentant des fractures dentaires ?

....

....

■ [13] Quels 3 éléments anatomiques peuvent être lésés chez un patient présentant une plaie de joue non orificielle ?

....

....

■ [14] Quels sont les 3 risques d'une plaie des canaux salivaires ?

....

....

■ [15] Chez un patient victime d'une morsure de chien, quelle est la première question à poser concernant le chien ?

....

....

■ [16] Chez un patient ayant été mordu par son propre chien, quelles 2 questions lui posez-vous concernant son chien ?

....

....

■ [17] Chez un patient victime d'une morsure par un chien ayant eu une vaccination anti-rabique, quelle sera la conduite à tenir pour le chien ?

....

....

■ [18] Chez un patient victime d'une morsure de chien, le vaccin anti-rabique sera-t-il systématique ?

....

....

■ [19] Quelle sera votre conduite à tenir pour un patient mordu par un chien qui a été tué ?

....

....

■ [20] Vous explorez chirurgicalement une plaie par morsure, quel est le temps principal de l'intervention ?

....

....

■ [21] Quels sont les 5 temps de l'intervention chirurgicale pour une plaie par morsure ?

....

....

■ [22] L'anesthésie générale est-elle recommandée pour explorer une plaie par morsure ?

....

....

■ [23] Quels sont les 3 risques infectieux d'une plaie par morsure ?

....

....

■ [24] Une plaie punctiforme par morsure doit-elle être explorée chirurgicalement ?

....

....

■ [25] Quels sont les 5 critères de gravité pour une plaie des parties molles ?

....

....

■ [26] Dans quel délai doit être prise en charge une plaie faciale ?

....

....

■ [27] Comment contrôler la vitalité d'une dent après un traumatisme dentaire ?

■ [28] Chez un patient ayant eu un traumatisme dentaire, que vous fait évoquer une douleur dentaire exacerbée par la morsure ?

■ [29] Schéma 3 : légendez ce schéma de mandibule.

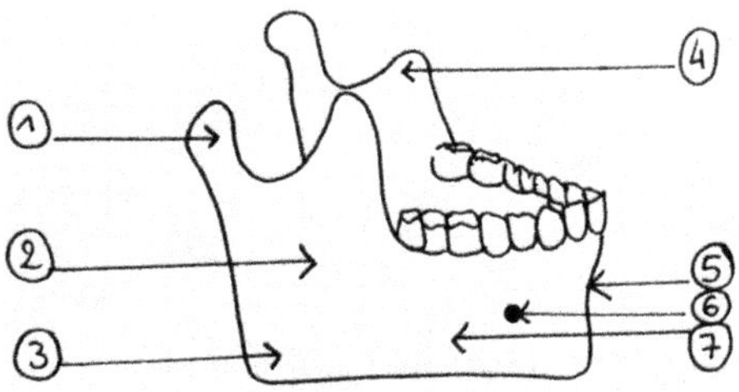

■ [30] Quel nerf traverse la mandibule ?

■ [31] Quel sera l'objectif principal de la chirurgie pour un patient présentant une fracture mandibulaire ?

■ [32] Quel est le mécanisme le plus fréquent d'une fracture du condyle mandibulaire ?

■ [33] Que doit vous faire suspecter une otorragie chez un patient ayant une fracture du condyle mandibulaire ?

....

....

■ [34] Chez un patient présentant une fracture du condyle mandibulaire gauche, de quel côté sera déviée la bouche lors de l'ouverture ?

....

....

■ [35] Quel est la principale complication d'une fracture articulaire du condyle mandibulaire ?

....

....

■ [36] Que retrouverez-vous à l'examen clinique chez un patient présentant une fracture condylienne bilatérale ?

....

....

■ [37] Quelles peuvent être les 2 complications graves immédiates d'une fracture de mandibule ?

....

....

■ [38] Que vous fait évoquer une épistaxis unilatérale chez un patient ayant reçu un choc latéro-facial ?

....

....

■ [39] Que recherchera votre examen sensitif chez un patient ayant une fracture du malaire ?

....

....

■ [40] Un trismus est-il habituel chez les patients ayant une fracture de l'arcade zygomatique ?

....

....

■ [41] Chez un patient présentant une fracture du plancher de l'orbite, que recherchera votre examen ophtalmologique ?

....

....

■ [42] Chez un patient présentant une fracture du plancher de l'orbite, quel test non invasif pourra vous faire objectiver le trouble oculomoteur ?

....

....

■ [43] Vous voyez Monsieur O, qui présente une fracture du plancher de l'orbite. Réalisez-vous un test de duction forcée aux urgences ?

....

....

■ [44] Quelle est l'indication chirurgicale en urgence d'une fracture du plancher de l'orbite ?

....

....

■ [45] Quels peuvent être les 3 mécanismes de cécité chez un patient présentant une fracture du plancher de l'orbite ?

....

....

■ [46] Vous recevez un patient ayant reçu un coup sur l'œil droit. Votre examen clinique retrouve une cécité totale à droite. Que faites-vous en urgence ? (3 éléments)

....

....

■ [47] Chez un patient ayant une fracture du CNEMFO, que retrouvera votre examen à l'inspection des reliefs osseux ?

....

....

■ [48] Que signifie CNEMFO ?

....

....

■ [49] Chez un patient ayant une fracture des OPN (os propres du nez) sans épistaxis, quelle est la seule urgence à rechercher cliniquement ?

....

....

■ [50] Schéma 4 : légendez les différents traits de fracture.

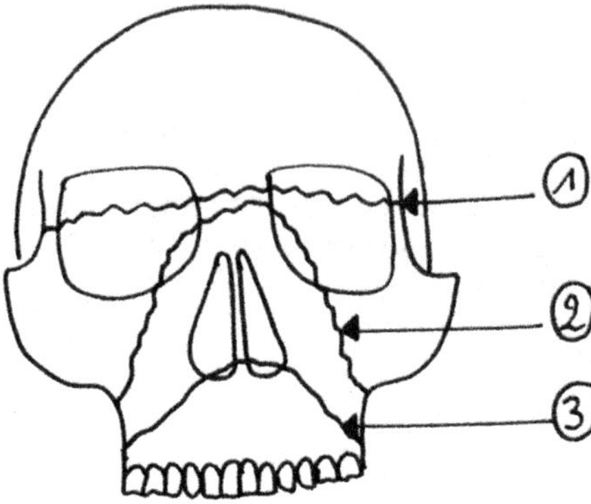

....

....

■ [51] Dans les fractures occluso-faciales de LeFort, quelles structures osseuses sont toujours fracturées ?

....

....

■ [52] Les planchers de l'orbite sont-ils fracturés chez les patients ayant une fracture de LeFort II ?

....

....

■ [53] Quels sont les 3 traitements possibles pour une fracture de mandibule ?

....

....

■ [54] Quel est le traitement préconisé pour une fracture de mandibule concernant la portion dentée ?

....

....

■ [55] Le traitement chirurgical d'une fracture occluso faciale de LeFort est-il urgent ?

....

....

■ [56] Que suspectez-vous chez un patient présentant une fracture du malaire et se plaignant d'une anosmie et d'une rhinorrhée ?

....

....

■ [57] Quel signe recherchez-vous au scanner pour diagnostiquer une brèche ostéoméningée, chez un patient traumatisé facial ?

....

....

■ [58] Quelle mesure préventive est essentielle chez un patient présentant une brèche ostéoméningée ?

....

....

■ [59] Instaurez-vous une antibioprophylaxie chez un patient ayant une brèche ostéoméningée ?

....

....

■ [60] Image 1 : comment s'appelle ce test ?

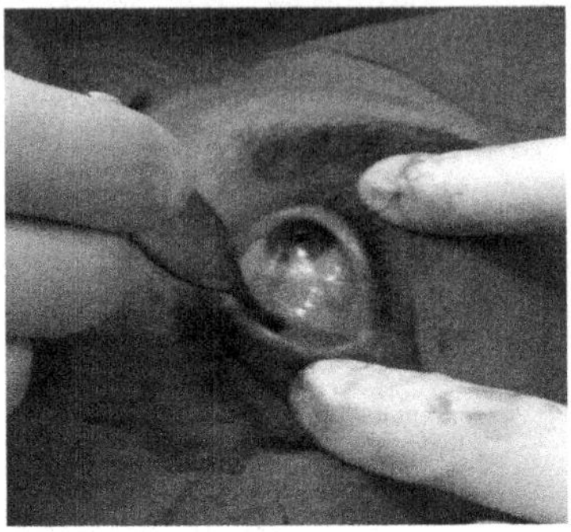

....

....

■ [61] Image 1 : À quoi sert ce test ?

....

....

■ [62] Image 2 : Décrivez la(les) fracture(s).

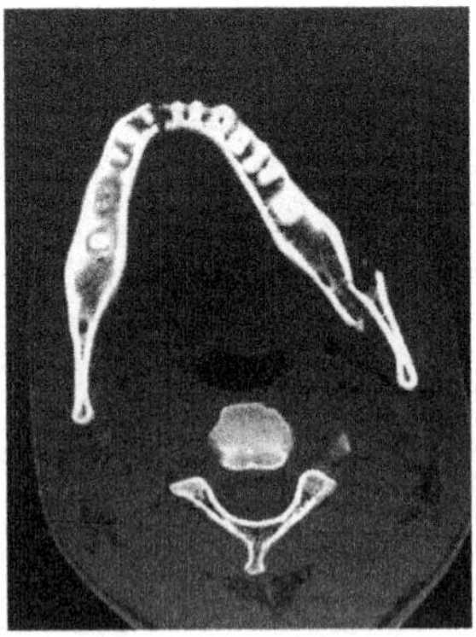

....

....

■ [63] Image 2 : D'après vous, ce patient présente-t-il une plaie gingivale ?

■ [64] Image 2 : Quel traitement proposez-vous pour ce patient ?

■ [65] Image 3 : Où se situe la fracture ?

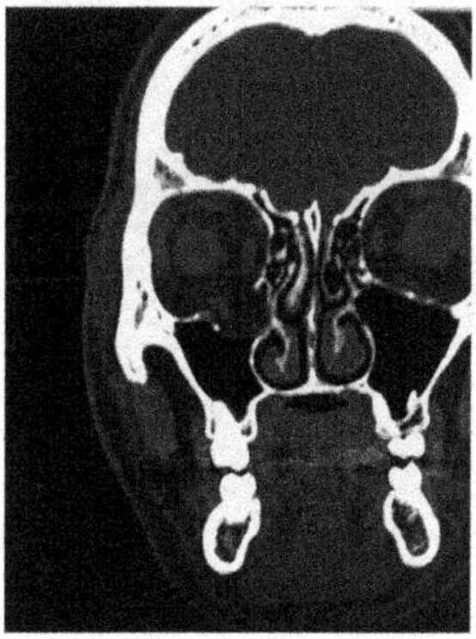

■ [66] Image 3 : S'agit-il d'une urgence médicale ?

■ [67] Image 3 : Quel est votre traitement et dans quel délai ?

■ [68] Image 3 : À quoi correspond l'hypodensité au milieu du plancher de l'orbite gauche ?

....

....

■ [69] Image 4 : Décrivez la(les) fracture(s).

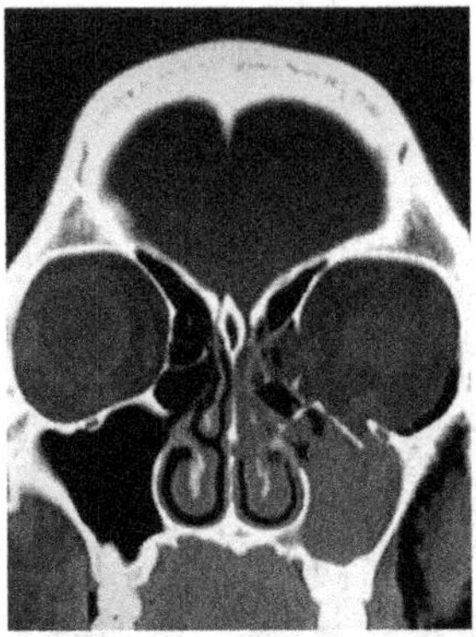

....

....

■ [70] Image 4 : Le sinus maxillaire gauche semble plein, à quoi cela correspond-il ? Est-ce un signe de gravité ?

....

....

■ [71] Image 4 : S'agit-il d'une fracture en trappe ?

....

....

■ [72] Image 5 : Décrivez la(les) fracture(s).

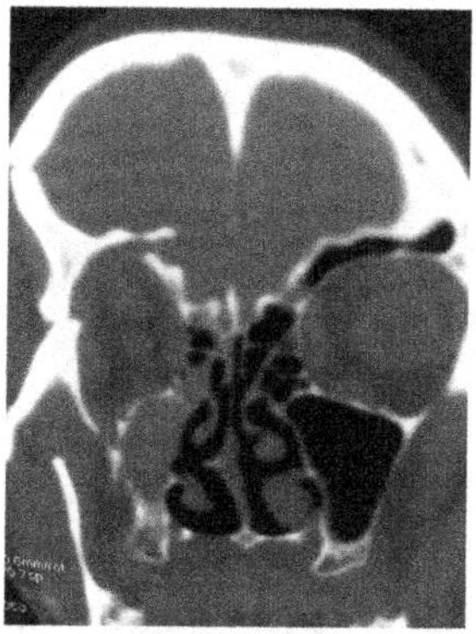

■ [73] Image 5 : Quelles complications craignez-vous ?

■ [74] Image 6 : Décrivez la(les) fracture(s).

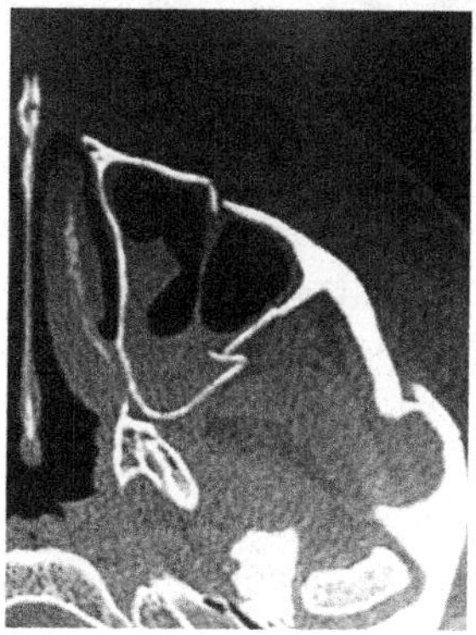

■ [75] Image 6 : Que pouvez-vous retrouver à la palpation des reliefs osseux ?

....

....

■ [76] Image 6 : De quel ordre seront les séquelles si vous n'opérez pas ce patient ?

....

....

■ [77] Image 7 : Donnez les critères de gravité de cette plaie.

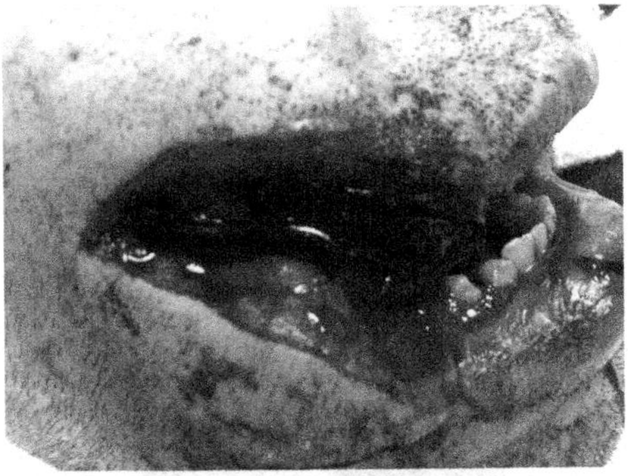

....

....

■ [78] Image 7 : Quelle artère a pu être lésée par cette plaie ?

....

....

■ [79] Image 7 : De quel élément anatomique devez-vous rechercher une plaie ?

....

....

■ [80] Image 8 : Ce patient se présente après avoir reçu un coup à l'œil gauche. Que suspectez-vous ?

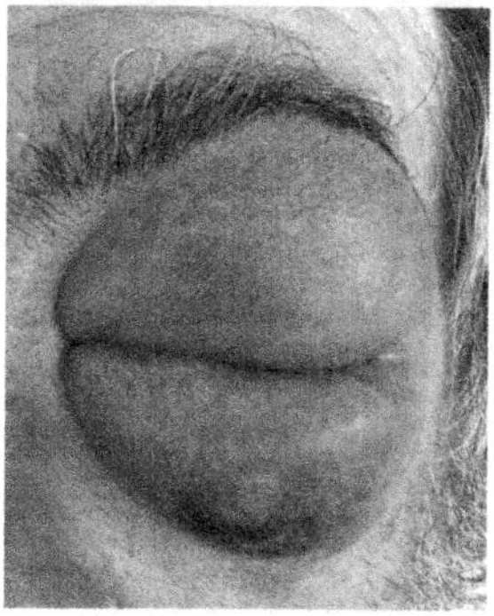

....

....

■ [81] Image 8 : Quel conseil donnez-vous au patient pour éviter que la situation de son œil ne perdure ?

....

....

■ [82] Image 9 : Comment s'appelle cette fracture ?

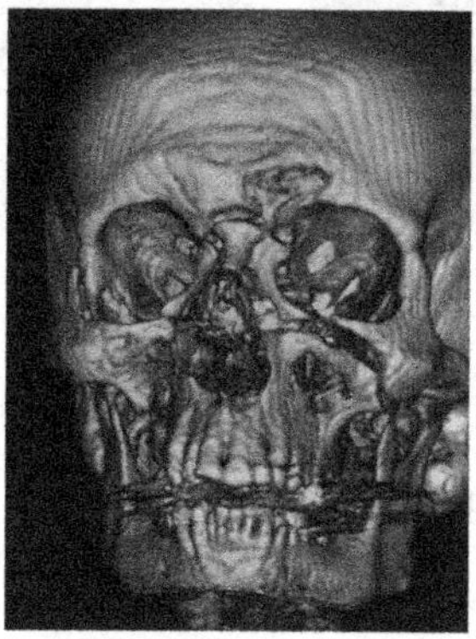

....

....

■ [83] Image 10 : décrivez la fracture.

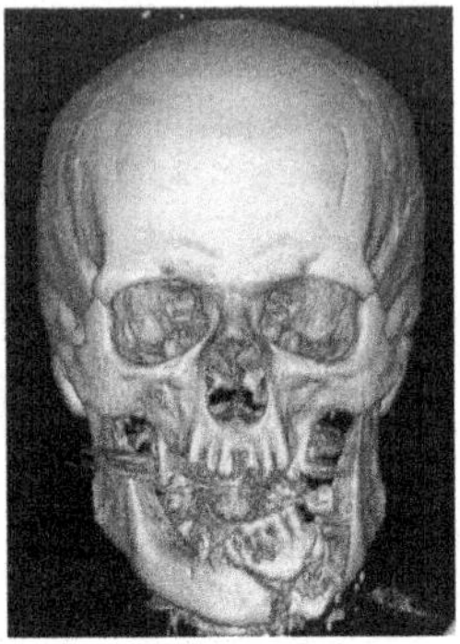

....

....

■ [84] Image 11 : Ce patient présente une fièvre à 39° et n'ouvre plus l'œil, suite à une plaie de l'arcade sourcillière gauche il y a 48 heures. Quel est votre diagnostic ?

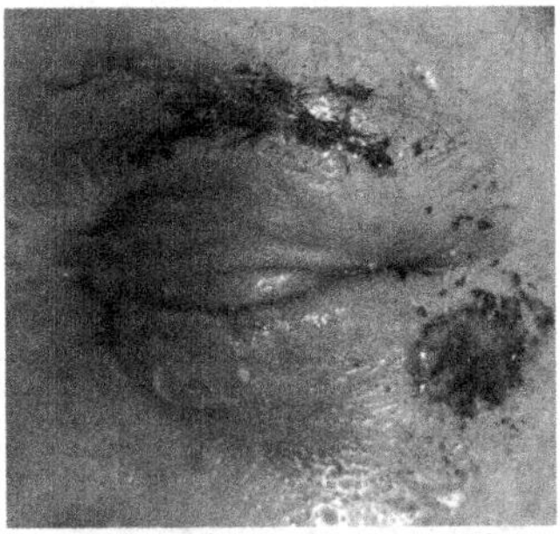

....

....

■ [85] Image 11 : Quel est votre traitement ?

....

....

201. Fracture du rocher

- Évaluer la gravité et rechercher les complications précoces chez un traumatisé crânio-facial, et devant une plaie des parties molles
- Identifier les situations d'urgence et planifier leur prise en charge

➤ RÉPONSES P. 277

■ [1] L'os temporal est constitué de 3 os, lesquels ?

■ [2] Dans quel os sont creusées les cavités labyrinthiques (cochlée, canaux semi-circulaires, vestibule)

■ [3] Le Samu adresse aux urgences Monsieur R, chez qui ils suspectent une fracture du rocher droit. Quel est le premier symptôme à rechercher à l'examen clinique ?

■ [4] Monsieur R., amené par le SAMU et chez qui l'on suspecte une fracture du rocher droit, présente une paralysie faciale droite à l'examen clinique. Quelle est la question que vous posez au SAMU ?

■ [5] Monsieur R. présente une paralysie faciale droite et le scanner retrouve une fracture du rocher droit. Vous attendez-vous à ce qu'il ferme l'œil droit normalement ?

■ [6] Monsieur R. présente une fracture du rocher droit et une paralysie faciale droite totale. Le SAMU vous confirme que cette paralysie faciale était présente dès leur arrivée sur les lieux. Quel est le grand axe de votre prise en charge ?

■ [7] Donnez 3 étiologies à une surdité de transmission suite à une fracture du rocher ?

....

....

■ [8] En cas de perforation tympanique simple sans atteinte ossiculaire, suite à un traumatisme, préconisez-vous rapidement un geste chirurgical pour traiter celle-ci ?

....

....

■ [9] En cas d'atteinte ossiculaire (luxation) suite à un traumatisme, la surdité sera-t-elle permanente en l'absence de chirurgie ?

....

....

■ [10] Des vertiges ou une surdité de perception peuvent-ils être imputables à une fracture du rocher ?

....

....

■ [11] Monsieur R., suite à un choc crânien latéral, présente une otorragie qui a tendance à s'éclaircir. Que suspectez-vous ?

....

....

■ [12] Monsieur G., ayant une fracture du rocher gauche, présente une paralysie faciale gauche apparue 24 heures après le choc. Quel est le mécanisme de cette paralysie ?

....

....

■ [13] Monsieur G., ayant une fracture du rocher gauche, présente une paralysie faciale gauche apparue 24 heures après le choc. Quel traitement instaurez-vous pour traiter cette paralysie ?

....

....

■ [14] Monsieur G., ayant une fracture du rocher gauche, présente une paralysie faciale gauche apparue 24 heures après le choc. Comment va évoluer cette paralysie ?

....

....

313. Épistaxis

- Devant une épistaxis, argumenter les principales hypothèses diagnostiques et justifier les examens complémentaires pertinents
- Identifier les situations d'urgence et planifier leur prise en charge

➤ RÉPONSES P. 278

■ [1] Quelles sont les 3 artères responsables de la vascularisation des fosses nasales ?

....

....

■ [2] À quoi correspond la tache vasculaire ?

....

....

■ [3] De quels éléments dépend la gravité d'une épistaxis ?

....

....

■ [4] Comment apprécier l'abondance d'une épistaxis ?

....

....

■ [5] Quels sont les deux principaux diagnostics différentiels de l'épistaxis ?

....

....

■ [6] Quelle est la cause la plus fréquente de l'épistaxis ?

....

....

■ [7] Quels sont les critères de gravité spécifiques en cas d'épistaxis chez un patient traumatisé crânien ?

....

....

■ [8] Le bilan biologique est-il systématique en cas d'épistaxis ?

....

....

■ [9] Quels 5 éléments devront être précisés à l'interrogatoire chez un patient présentant une épistaxis ?

....

....

■ [10] Que vous permet de préciser votre examen ORL lors d'une épistaxis (3 éléments) ?

....

....

■ [11] Donnez votre bilan biologique en urgence chez un patient présentant une épistaxis abondante sans signe de mauvaise tolérance clinique ?

....

....

■ [12] Quels sont les deux premiers gestes thérapeutiques à réaliser chez un patient présentant une épistaxis ?

....

....

■ [13] Quel geste thérapeutique réalisez-vous en cas d'échec des premières mesures chez un patient présentant une épistaxis ?

....

....

■ [14] Vous avez réalisé un méchage antérieur chez monsieur E, qui présentait une épistaxis de moyenne abondance. Décrivez votre examen clinique pour juger de l'efficacité de ce méchage

....

....

■ [15] Quelle est la technique la plus utilisée et la plus simple pour réaliser un tamponnement antéro-postérieur chez un patient présentant une épistaxis ?

....

....

■ [16] Vous réalisez un tamponnement antéropostérieur chez un patient. Au niveau de quelle structure anatomique est gonflé le ballonnet postérieur ?

....

....

■ [17] En cas d'échec du tamponnement antéropostérieur lors d'une épistaxis, quelles sont les deux solutions thérapeutiques qui se présentent à vous ?

....

....

■ [18] Pourquoi l'embolisation des artères ethmoïdales est-elle contre-indiquée ?

....

....

■ [19] Vous avez vu Madame E. aux urgences qui présentait une épistaxis antérieure bien tolérée que vous avez traitée par tamponnement antérieur. Elle revient vous voir 15 jours après en consultation de contrôle. Quelles sont les 2 grandes lignes de votre prise en charge ?

....

....

■ [20] Vous décidez de réalise une cautérisation de la tache vasculaire chez madame E. Décrivez ce geste.

....

....

■ [21] Devant une épistaxis, quelles étiologies locales recherchez-vous (3 grandes catégories) ?

....

....

■ [22] Quelles sont les 3 causes traumatiques d'épistaxis ?

....

....

■ [23] Madame H. présente une hémopathie responsable de troubles de la coagulation. Elle présente une épistaxis. Quelle sera la particularité de votre méchage ?

....

....

35. Développement bucodentaire et anomalies

→ Dépister les anomalies du développement maxillo-facial et prévenir les maladies buco-dentaires fréquentes de l'enfant

305. Douleurs buccales et algies de la face

→ Devant des douleurs buccales, argumenter les principales hypothèses diagnostiques et justifier les principaux examens complémentaires pertinents

256. Lésions dentaires et gingivales

→ Diagnostiquer les principales lésions dentaires et gingivales

343. Ulcérations ou érosion des muqueuses orales et/ou génitales

→ Devant des ulcérations ou des érosions des muqueuses orales et/ou génitales, argumenter les principales hypothèses diagnostiques et justifier les examens complémentaires pertinents

➤ RÉPONSES P. 280

■ [1] De quelle nature sont les fibres du nerf trijumeau ?

....

....

■ [2] Nommez les 3 branches du nerf trijumeau

....

....

■ [3] Où sont localisés les corps cellulaires des neurones sensitifs du nerf trijumeau ?

....

....

■ [4] Devant une douleur buccale sans étiologie clinique évidente, quel examen complémentaire réalisez-vous ?

....

....

■ [5] Comment une carie dentaire se traduit-elle radiologiquement ?

....

....

■ [6] Une carie de l'émail de la dent est-elle douloureuse ?

....

....

■ [7] Quel terme médical est synonyme de « rage de dents » ?

....

....

■ [8] Vers quelles pathologies peut évoluer une pulpite aiguë séreuse ?

....

....

■ [9] La parodontite apicale aiguë peut-elle faire suite à la pulpite ?

....

....

■ [10] Quelle pathologie évoquez-vous chez un patient qui se plaint de sensation de « dent longue » ?

....

....

■ [11] Quel signe radiologique est en faveur d'une desmodontite aiguë ?

....

....

■ [12] Que vous évoque une lacune radiologique à l'apex d'une dent ?

....

....

■ [13] Quelles peuvent être les différentes étiologies des ulcérations buccales traumatiques ?

....

....

■ [14] Monsieur U. présente une ulcération muqueuse très indurée. Il vous dit qu'elle est survenue lors d'un traumatisme avec une fourchette. Qu'en pensez-vous ?

....

....

■ [15] Madame M. consulte car elle s'est mordu la joue il y a 3 semaines, mais depuis la plaie muqueuse est toujours là. Quelle est votre conduite à tenir ?

....

....

■ [16] Quelles caractéristiques d'une ulcération buccale à l'examen physique peuvent vous faire évoquer la malignité ?

....

....

■ [17] Une ulcération unique endobuccale très douloureusevous fait elle évoquer une syphilis ?

....

....

■ [18] Que vous évoquent des douleurs buccales à type de cuisson ?

....

....

■ [19] Quelles peuvent être les 2 formes cliniques d'une mycose buccale ?

....

....

■ [20] À quel diagnostic pensez-vous devant une douleur mandibulaire paroxystique fulgurante à type de décharge électrique ?

....

....

■ [21] Quelle est la spécificité de la névralgie du trijumeau concernant un des mécanismes possibles de déclenchement de la douleur ?

....

....

■ [22] Quelle est la durée approximative d'une douleur de névralgie du trijumeau ?

....

....

■ [23] Quelle est la localisation la plus fréquente d'une douleur d'algie vasculaire de la face ?

....

....

■ [24] Donnez 2 caractéristiques de la douleur de l'algie vasculaire de la face

....

....

■ [25] Quelle est la durée moyenne d'une douleur d'algie vasculaire de la face ?

....

....

■ [26] Qu'est ce qu'une glossodynie ?

....

....

■ [27] Dans quel contexte psychologique sont fréquemment observées les glossodynies et les stomatodynies ?

....

....

■ [28] Donnez les 4 causes les plus fréquentes de douleur de l'ATM ?

....

....

■ [29] Que retrouvez-vous cliniquement à l'examen clinique chez un patient ayant une luxation mandibulaire bilatéale ?

....

....

■ [30] Comment s'appelle la manœuvre de réduction de luxation de l'ATM ?

....

....

■ [31] Décrivez la manœuvre de réduction pour la luxation de l'ATM

....

....

■ [32] Pourquoi la manœuvre de Nélaton doit-elle être faite précocement chez un patient ayant une luxation de l'ATM ?

....

....

■ [33] Quelle est la principale circonstance de survenue de la luxation d'ATM ?

....

....

■ [34] La radiographie est-elle indispensable chez un patient présentant une luxation de l'ATM ?

....

....

■ [35] Que signifie SADAM ?

....

....

■ [36] Quelles sont les 2 principales manifestations cliniques du SADAM ?

....

....

■ [37] Quelles sont les 2 grandes lignes du traitement des SADAM ?

....

....

■ [38] Quels sont les 3 types de tumeurs malignes mandibulaires ?

....

....

■ [39] Quels sont les 2 grands types de kystes de la mandibule ?

....

....

270. Pathologie des glandes salivaires

- Diagnostiquer une pathologie infectieuse, lithiasique, immunologique et tumorale des glandes salivaires

➤ RÉPONSES P. 282

■ [1] Où se projette une tuméfaction parotidienne (rapports anatomiques) ?

■ [2] Où s'abouche le canal de Stenon ?

■ [3] Un patient présente une tuméfaction parotidienne unilatérale, pour laquelle vous n'avez pas d'orientation clinique évidente. Quels 4 examens paracliniques réalisez-vous ?

■ [4] Devant un patient présentant une tuméfaction parotidienne, quels 2 signes physiques associés recherchez-vous ?

■ [5] Donnez deux facteurs locaux favorisant l'apparition d'une parotidite microbienne ?

■ [6] Monsieur P. vient en consultation pour fièvre et tuméfaction rétro-mandibulaire gauche. Quel signe à l'examen clinique vous fera diagnostiquer une parotidite suppurée ?

■ [7] Monsieur P. présente un premier épisode de parotidite infectieuse aiguë unilatérale non compliquée. Des examens complémentaires vous semblent-ils nécessaires ?

....

....

■ [8] Les parotidites bactériennes sont-elles fréquentes chez l'enfant ?

....

....

■ [9] Quel est le grand axe de votre traitement pour une parotidite aiguë infectieuse ?

....

....

■ [10] Quel principal virus peut être responsable de parotidite ?

....

....

■ [11] Que retrouverez-vous à l'orifice du sténon si votre patient présente une parotidite ourlienne ?

....

....

■ [12] Le virus des oreillons est-il le seul virus à pouvoir donner une parotidite ?

....

....

■ [13] Quels sont les symptômes d'un syndrôme de Heerfordt ?

....

....

■ [14] Quelle maladie peut être révélée par un syndrome de Heerfordt ?

■ [15] Quel est le siège principal des tumeurs de glandes salivaires ?

■ [16] Quels sont les 4 types de tumeurs épithéliales parotidiennes ?

■ [17] Quelle est la tumeur parotidienne la plus fréquente ?

■ [18] Les adénomes pléiomorphes sont-ils des tumeurs bénignes ?

■ [19] Quelle catégorie de patients touche principalement les adénomes pleiomorphes ?

■ [20] Comment est l'évolution des adénomes pleiomorphes ?

■ [21] Quel est le traitement des adénomes pleiomorphes parotidiens ?

....

....

■ [22] Un suivi est il nécessaire après une parotidectomie superficielle, chez un patient opéré pour un adénome pleiomorphe ?

....

....

■ [23] Quel est le siège le plus fréquent des tumeurs bénignes de parotide ?

....

....

■ [24] La paralysie faciale est elle fréquente en cas de tumeur bénigne de parotide ?

....

....

■ [25] Devant la découverte d'une tumeur parotidienne, quels sont les deux examens complémentaires systématiques ?

....

....

■ [26] Face à une tumeur de parotide, quelles sont les grandes lignes de votre prise en charge chirurgicale ?

....

....

■ [27] Le caractère douloureux d'une tumeur de parotide doit-il vous faire évoquer la malignité ?

....

....

■ [28] Quels 3 examens ou gestes peuvent théoriquement permettre un diagnostic étiologique pour une tumeur de parotide ?

....

....

■ [29] Quels sont les points faibles de la cytoponction pour un nodule parotidien ?

....

....

■ [30] La biopsie parotidienne est-elle recommandée devant une tumeur parotidienne ?

....

....

■ [31] Quels sont les 2 principaux risques d'une biopsie à l'aveugle pour une tumeur parotidienne ?

....

....

■ [32] Quel est le principal risque opératoire lors d'une parotidectomie superficielle ?

....

....

■ [33] Quel est le diagnostic différentiel d'une tumeur de la glande sub-mandibulaire ?

■ [34] Quels sont les 3 nerfs en contact étroit avec la glande sous-maxillaire ?

■ [35] Monsieur L présente une masse sub-mandibulaire gauche. Votre examen met en évidence une salive hémorragique au wharton à gauche. Qu'est-ce que cela vous évoque-t-il ?

■ [36] Monsieur T présente une masse sub-mandibulaire droite qui vous fait suspecter une tumeur maligne. À l'examen, il présente une déviation de la langue vers la droite. Comment expliquez-vous ce symptôme ?

■ [37] Quel est le siège le plus fréquent des lithiases salivaires ?

■ [38] Quelle est en général la nature des calculs salivaires ?

■ [39] Quel canal draine la glande sub-mandibulaire ?

■ [40] Où s'abouchent les canaux de wharton ?

■ [41] Quelle est la principale caractéristique des symptômes d'une lithiase sous-mandibulaire ?

■ [42] À quoi correspond la hernie salivaire ?

■ [43] Une « hernie salivaire » est-elle douloureuse ?

■ [44] Comment se traduit cliniquement une « hernie salivaire »

■ [45] La colique salivaire traduit-elle une infection ?

■ [46] Une colique sub-mandibulaire simple peut-elle être accompagnée de fièvre ?

....

....

■ [47] Quel est le principal diagnostic différentiel de la whartonite ?

....

....

■ [48] Quels sont les 3 degrés d'infection de la glande sub-mandibulaire ?

....

....

■ [49] Les clichés de radiographie standard seront-ils utiles dans le diagnostic de sous mandibulite ?

....

....

■ [50] Quel examen complémentaire demandez-vous chez un patient chez qui vous suspectez une lithiase sous-mandibulaire ?

....

....

■ [51] Pour un patient ayant une sub-mandibulite aiguë, demandez-vous une scialographie ?

....

....

■ [52] Quel peut être le traitement chirurgical d'une lithiase sub-mandibulaire ?

....

....

■ [53] Quelles sont les bases du traitement d'une sub-mandibulite aiguë ?

....

....

Réponses

77. Angines et pharyngites de l'enfant et de l'adulte

Recommandations et conférence de consensus pour approfondir :

- *Angines et pharyngites de l'enfant et de l'adulte*
  Collège Français d'ORL et de Chirurgie Cervico-faciale (ORL et CCF)
- *Antibiothérapie par voie générale en pratique courante pour les infections respiratoires de l'adulte et de l'enfant*
  Recommandations de la Société de Pathologie Infectieuse de Langue Française (2011)
- *Complications loco régionales des pharyngites*
  Recommandations de la Société Française d'ORL et de Chirurgie de la Face et du Cou
- *Amygdalectomie de l'enfant*
  Recommandations de la Société Française d'ORL et de Chirurgie de la Face et du Cou (2009)
- *Indication de l'adénoïdectomie chez l'enfant (2003)*
  Référentiels professionnels de bonne pratique – Société Française d'ORL et de Chirurgie de la Face et du Cou – 2009
- *Phlegmons péri-amygdalien*
  Référentiels professionnels de bonne pratique – Société Française d'ORL et de Chirurgie de la Face et du Cou – 2012
- *Cellulite cervico-faciale*
  Référentiels professionnels de bonne pratique – Société Française d'ORL et de Chirurgie de la Face et du Cou – 2012

[1] Amygdales palatines.
Amygdales pharyngées (végétations adénoïdes).
Amygdales linguales.

[2] Atteinte inflammatoire du pharynx et des fosses nasales.

[3] 5-6 ans.

[4] L'inflammation du rhinopharynx représente chez l'enfant une adaptation naturelle au monde microbien, l'enfant acquiert son capital immunitaire = processus normal.

[5] Virus : rhinovirus, virus respiratoire syncitial (VRS), virus Influenzae, adénovirus...

[6] 7 à 10 jours.

[7] Rhinorrhée bilatérale antérieure (RA) et postérieure (RP) : séromuqeuse ou purulente.
Éternuements.
Obstruction nasale (ON).
Toux.
Fièvre.

[8] RA et RP.
Oropharynx inflammatoire.
Tympans congestifs.
Adénopathies cervicales douloureuses.
Recherche de complications +++.

[9] Complications ORL : OMA, sinusite infectieuse (ethmoïdite), laryngites, adénophelgmon cervical, OSM persistante.
Complications générales : déshydratation, convulsions hyperthermiques, diarrhée, vomissements.

[10] Traitement symptomatiques.
Antalgiques.
Antipyrétiques.
Lavage des fosses nasales.

[11] Évolution le plus souvent favorable en 7 à 10 jours.
Reconsulter en présence de signes de complications : persistance ou apparition de fièvre, troubles du comportement de l'enfant, otalgie, otorrhée, conjonctivite purulente, œdème palpébral, troubles digestifs, gêne respiratoire...

[12] Non pas de valeur de surinfection bactérienne.

[13] Apparition d'une complication supposée bactérienne (sinusite, OMA).

[14] 4 à 8/an.

[15] Hypertrophie des végétations adénoïdes (VG).

[16] Absence d'allaitement maternel.
Tabagisme passif.
Vie en collectivité (crèche).
RGO.

[17] Nasofibroscopie du cavum.

[18] Involution spontanée des VG à la puberté.

[19] Éradication des facteurs de risque (tabac, éviction de la collectivité).
Vitamines/oligo-éléments/souffre.
Lavage de nez et éducation du mouchage.

[20] Rien : traitement médical/indication dans les rhinopharyngites récidivantes compliquées (OMA, OSM).

[21] OMA à répétition.
OSM avec retentissement auditif ou rétraction tympanique et échec d'un traitement médical bien conduit.
Syndrome d'apnées obstructives dû aux VG.

[22] Virus : adénovirus, virus Influenzae, VRS...

[23] 3 ans.

[24] Prévention du RAA.
Prévention des complications suppuratives graves des angines à streptocoques.

[25] RAA.

[26] Angines érythémateuse/érythémato-pultacée.
Angines pseudo-membraneuses/membraneuses.
Angines ulcéreuses/ulcéro-nécrotiques.
Angines vésiculeuses.

[27] Non.

[28] Fièvre > 38 °.
Absence de toux.
Adénopathies cervicales sensibles.
Atteinte amygdalienne (exsudat ou hypertrophie).
Âge : 15 à 44 ans ou > 45 ans.

[29] Début brutal.
Odynophagie/dysphagie intense.
Fièvre élevée.
Absence de coryza.
Érythème pharyngé intense.
Purpura du voile.

Exsudat.
Adénopathies satellites sensibles.
Éruption scarlatiforme.

[30] Enfant > 3 ans (pas de RAA avant 3 ans).
Adulte avec un score de Mac Isaac > 2.

[31] Streptocoque béta-hémolytique du groupe A uniquement.
Sensibilité > 90 %.

[32] Antibiothérapie.

[33] En l'absence de facteurs de risques de RAA : traitement symptomatique.
En présence de facteurs de risque de RAA : prélèvement pharyngé +/- antibiothérapie selon résultats.

[34] Antécédents personnels de RAA.
Âge entre 5 et 25 ans + antécédents multiples d'angines à streptocoque béta-hémolytique du groupe A.
Âge entre 5 et 25 ans + séjours en régions d'endémie de RAA (Afrique, DOM-TOM) ou conditions sociales précaires.

[35] Amoxicilline per os 2 g/jour en 2 prises pendant 6 jours.
En fonction de la douleur :
Paracétamol 500 mg ou paracétamol codéiné : 2 cp trois fois par jour pendant 6 jours.
Bain de bouche antiseptique : 1 bain de bouche trois fois par jour pendant 6 jours.

[36] Céphalosporines : C2G ou C3G.

[37] Macrolides.

[38] Scarlatine due au streptocoque du groupe A.

[39] Angine pseudo-membraneuse.

[40] Epstein Barr Virus (EBV).

[41] Angine pseudo-membraneuse + polyadénopathies cervicales + asthénie.

[42] Angine pseudo-membraneuse : fausses membranes grisâtres sur les loges amygdaliennes respectant la luette, amygdales +++ volumineuses (risque d'asphyxie).

Purpura pétéchial du voile du palais.
Adénopathies cervicales (+++ postérieures).
Splénomégalie.
Éruption cutanée = exanthème morbiliforme (si prise de pénicilline).

[43] NFS : syndrome mononucléosique, inversion de formule, thrombopénie.
Bilan hépatique : augmentation modérée des transaminases.
MNI test ou sérologie EBV : positifs.

[44] Exanthème morbiliforme.

[45] Repos +++.
Antipyrétiques.
Antalgiques.
+/- corticoïdes en cas de MNI avec gêne respiratoire.

[46] Aiguës : asphyxie par syndrome obstructif oropharyngé (volume des amygdales).
À distance : syndrome de fatigue chronique.

[47] Diphtérie.
Vaccination non à jour.
Prélèvement de gorge à la recherche de Klebs-Löffler.
Déclaration sanitaire obligatoire.

[48] Hémopathies malignes.

[49] Angine de Vincent (bacille fusiforme de Plaut-Vincent).
Cancer de la région amygdalienne : carcinome épidermoïde +++/ lymphome.
Chancre syphilitique.

[50] Herpangine (Coxsackie du groupe A).
Primo-infection herpétique (HSV 1).

[51] Adénite aiguë bactérienne/adénophlegmon.
Phlegmon péri-amygdalien.
Abcès préstylien ou parapharyngé.
Abcès rétrostylien.
Abcès rétropharyngé.
Cellulites cervicales profondes extensives.

[52] Unilatéralisation de symptômes.
Trismus.

Torticolis récent douloureux.
Tuméfaction cervicale unilatérale/empâtement cervical.
Dyspnée.
AEG.

[53] Douleur pharyngée à prédominance unilatérale.
Odynophagie.
Trismus.
Voix modifiée dite de « patate chaude ».
Élargissement/bombement du pilier antérieur du voile du palais masquant l'amygdale.
Luette déviée du côté opposé.

[54] Aucun : diagnostic clinique.

[55] Ponction aspirative ou incision/drainage de la collection sous anesthésie locale (AL).
Hospitalisation.
Antibiothérapie IV.
Antalgiques +++.
Surveillance +++.
Apports IV.

[56] À chaud : en cas d'échec de la ponction aspirative ou de l'incision drainage.
À distance : phlegmon péri-amygdalien récidivants.

[57] Abcès rétro-pharyngé ou abcès rétrostylien.

[58] Abcès préstylien ou parapharyngé.

[59] Cellulite cervicale profonde extensive.

[60] Abcès pré et rétrostylien.
Abcès rétropharyngé.
Cellulite cervicale profonde extensive.

[61] RAA.
Glomérulonéphrite post-streptococcique.
Érythème noueux post-streptococciques.

[62] Articulaires : polyarthrites, arthralgies.
Cardiaques : endocardique, myocardique et péricardique.
Cutanées : nodosités de Meynet et érythème marginé.
Neurologiques : chorée de Sydenham.
Générales : fièvre, douleurs abdominales, syndrome inflammatoire ++...

[63] **10 à 20 jours après l'infection streptococcique.**

[64] **Favorable sans séquelles en 2 à 6 mois.**

[65] Traitement curatif des syndromes post-streptococciques majeur : **repos au lit 3 semaines, corticothérapie jusqu'à la normalisation de la VS, Pénicilline V.**
Traitement préventif : **antibiothérapie prophylactique : benathine-pénicilline (Extencilline®) pendant 5 ans.**

[66] Au moins 3 épisodes infectieux par an pendant 3 ans ou 5 épisodes par an sur 2 ans.

[67] **Signes inflammatoires locaux : douleurs pharyngées, halitose, aspect inflammatoire des amygdales.**
Signes inflammatoires régionaux : adénopathies cervicales.
Persistants au moins 3 mois ne répondant pas au traitement médical.

[68] **Hypertrophie amygdalienne responsable de troubles du sommeil ventilatoire.**
Hypertrophie amygdalienne symptomatique sans trouble du sommeil : trouble de la déglutition et difficultés de phonation.
Angines récidivantes.
Syndrome de Marshall ou fièvre périodique.
Syndrome post-streptococcique des angines à streptocoque du groupe A (en dehors de l'atteinte rénale).
Abcès périamygdalien récidivant.
Angine aiguë dyspnéisante au décours d'un MNI.
Amygdalectomie à chaud associée au drainage par voie endobuccale d'un abcès parapharyngé.
Tuméfaction amygdalienne unilatérale suspecte de malignité.

[69] **Complications primaires : respiratoires**, nausées/vomissements postopératoires, **hémorragie précoce.**
Complications secondaires : hémorragie retardée (chute d'escarre), dysphagie douloureuse avec risque de déshydratation, persistance de l'obstruction respiratoire, œdème de la luette, traumatisme dentaire, plaies vélaires ou pharyngées, complications infectieuses pulmonaires par inhalation.

90. Infections nasosinusiennes de l'enfant et de l'adulte

Recommandations et conférence de consensus pour approfondir :

- *Infections nasosinusiennes de l'enfant et de l'adulte*
  Collège Français d'ORL et de Chirurgie Cervico-faciale (ORL et CCF)
- *Antibiothérapie par voie générale en pratique courante pour les infections respiratoires de l'adulte et de l'enfant*
  Recommandations de la Société de Pathologie Infectieuse de Langue Française (2011)
- *Prise en charge des rhinites chroniques*
  Recommandations de la Société Française d'ORL et de Chirurgie de la Face et du Cou (2005)
- *Rhinosinusites aiguës*
  Recommandations de la Société Française d'ORL et de Chirurgie de la Face et du Cou (2009)
- *Utilisation des vasoconstricteurs en rhinologie*
  Recommandations de la Société Française d'ORL et de Chirurgie de la Face et du Cou (2011)

[1] Sinus maxillaires, sinus frontaux, cellules ethmoïdales antérieures qui se drainent via le méat moyen.

[2] Cellules ethmoïdales postérieures et sinus sphénoïdal qui se drainent via le méat supérieur (récessus sphéno-ethmoïdal).

[3] Obstruction nasale (ON).
Douleur faciale.
Odorat trouble.
Rhinorrhée antérieure (RA).
Rhinorrhée postérieure (RP).
Éternuements.

[4] **Rhinoscopie antérieure au spéculum** (et miroir de Clar).
Nasofibroscopie antérieure (souple) ou endoscopie (rigide).

[5] Phase d'installation 24-48 heures : picotements nasaux et pharyngés.
Phase d'état 3-5 j : ON bilatérale, RA et RP claires, hyposmie, hypersensibilité faciale, éternuements.
Phase de résolution 3-5 j : RA et RP épaisses/+/- muco-purulentes et sécheresse nasale.

[6] 8 à 20 jours.

[7] Rhinopharyngites.

[8] Respiration uniquement nasale chez le nourrisson = en cas d'ON risque de détresse respiratoire.

[9] Repos.
Antipyrétiques.
antalgiques.
Lavages des fosses nasales au sérum physiologique.
Décongestionnants par voie locale +/- orale (en l'absence de contre-indications) si ON invalidante maximum 5 jours.

[10] Enfant de moins de 15 ans.
Antécédents de convulsions ou d'accident vasculaire cérébral (AVC).
HTA sévère mal contrôlée.
Grossesse.
Allaitement.
Sportifs (stimulants).
Coronarien.
Glaucome par fermeture de l'angle.
Risque de rétention aiguë d'urine.

[11] Risque de rhinite médicamenteuse et d'effet rebond.

[12] Rhinite allergique intermittente (< 4 semaines/an) ou persistante (> 4 semaines/an).
Signes : Éternuements ++, prurit nasal, notion d'allergène, souvent saisonnière (unité de temps et de lieu).

[13] Rhinite allergique.
Rhinite non allergique :
- rhinite inflammatoire : rhinite non allergique à éosinophiles (NARES),
- rhinite inflammatoire : - Extrinsèque : médicamenteuse, professionnelle, alimentaire...,
- intrinsèque : hormonal (grossesse), vieillissement, positionnelle, atrophique, vasomotrice primitive.

[14] En haut : orbite et nerf infra-orbitaire.
En bas : dents postérieures de l'arcade supérieures (14, 15, 16, 17, 24, 25, 26 et 27).
En arrière : fosse infra-temporale.

[15] **Voie nasale (rhinogène).**
Voie dentaire.

[16] **Voie nasale : Pneumocoque, Streptocoque Pneumoniae, Haemophilus Influenzae.**
Voie dentaire : anaérobies.

[17] **1) Persistance ou aggravation de douleurs sinusiennes infra-orbitaires malgré un traitement symptomatique prescrit au moins 48 heures.**
2) Douleur : unilatérale, et/ou augmentant avec la pesanteur, et/ou pulsatile, et/ou acmé fin d'après midi ou nuit.
3) Augmentation de la rhinorrhée et de sa purulence.

[18] **Fièvre > 3 jours.**
ON, éternuements, gène pharyngée et toux > 10 jours.

[19] **Non : au moins deux critères majeurs/critères mineurs renforcent les majeurs.**

[20] **Douleur à la palpation du rebord orbitaire inférieur.**
Inflammation de la région jugale.
Epiphora (larmoiement) unilatéraux.
RA et RP.
Nasofibroscopie : œdème et/ou pus au niveau du méat moyen.
Douleur dentaire.
Recherche de complications +++ (oculo-orbitaire, endocrânienne, cutanée/cellulite).

[21] **Aucun,** en l'absence de complication diagnostic clinique sauf si douleur dentaire : panoramique dentaire.

[22] Sinusite maxillaire compliquée.

[23] **Ostium du sinus maxillaire large** avant 10 ans = confinement inflammatoire du sinus impossible.

[24] **Complications oculo-orbitaires (rares)** : abcès sous-périosté, abcès intra-orbitaire, paralysie oculomotrice, cécité.
Complications endocrâniennes (rares) : abcès intracérébral, empyème sous ou extra-dural, thrombophlébite du sinus caverneux.
Complications cutanées; cellulite, abcès jugal, érysipèle...
Blocage ostial : sinusite maxillaire bloquée.
N.B. : Les complications sont rares dans les sinusites maxillaires aiguës.

[25] **Cause dentaire +++.**
Corps étranger intra sinusien (pâte dentaire, dent).
Obstruction ostiale (anomalie du cornet moyen, déviation importante de la cloison nasale).

[26] **Sinusite maxillaire aiguë purulente correspondant à au moins deux critères majeurs.**
Échec du traitement symptomatique initial.
Sinusite maxillaire aiguë compliquée.
Sinusite maxillaire aiguë d'origine dentaire.

[27] **Amoxicilline : 2 à 3 g/jour en 2 à 3 prises quotidiennes pendant 7 à 10 jours.**

[28] **Antalgiques.**
Vasoconstricteurs locaux en l'absence de CI maximum 5 jours.
Lavage de nez.
+ /- Corticoïdes par voie orale (1 mg/kg/j) **dans les cas d'hyperalgies.**

[29] **Raison anatomiques : proximité de structures « nobles »** (œil et encéphale).

[30] **Sinus frontaux : méninges du lobe frontal +++.**
Sinus ethmoïdaux : orbite +++, partie antérieure de la base du crâne.
Sinus sphénoïdaux : nerf optique, carotide interne, sinus caverneux et loge turcique.

[31] **Douleurs intenses sus-orbitaires.**
- **pulsatile,**
- **augmentée par la pression unilatérale,**
- **mal calmée pas les antalgiques.**

Fièvre élevée.
RA +/- RP.
ON.
+/- œdème et pus du méat moyen homolatéral.

[32] Céphalées profondes rétro orbitaires.
- irradiant vers le vertex,
- positionnelles (tête fléchie).

Fièvre élevée.

+/- RP.

+/- œdème et pus du récessus sphénoïdal.

[33] Scanner du massif facial/sinus avec et sans injection de produit de contraste.

[34] Complications endocrâniennes +++ : abcès extra-dural, empyème sous-dural, abcès intracérébral, méningite, thrombophlébite du sinus caverneux.

Complications crâniennes ++ : ostéomyélite frontale.

Complications cutanées + : abcès sous-cutané frontal (Pott's Puffy Tumor).

Blocage ostial : sinusite bloquée.

Complications orbitaires rares.

[35] Complications méningo-encéphaliques : méningites, thrombophlébite du sinus caverneux, méningo-encéphalite, +/- abcès cérébraux.

Complications oculo-orbitaires : paralysies oculomotrices (III, IV, VI), atteinte du nerf optique (cécité).

[36] Traitement ambulatoire avec surveillance +++ ou hospitalisation (tableau bruyant).

Antibiothérapie anti-pneumocoque : amoxicilline + acide clavulanique ou fluoroquinolones (++ si tableau bruyant) per os ou IV.

Corticoïdes (1 mg/kg/j) si hyperalgie.

Lavage de nez.

+/- Vasoconstricteurs locaux.

Si traitement ambulatoire : surveillance ++, réévaluation à 24 heures et hospitalisation en l'absence d'évolution favorable ou complications.

[37] Sinusite frontale bloquée, résistante au traitement médical bien conduit, hyperalgique ou compliquée.

Sinusite sphénoïdale résistante au traitement médical bien conduit et compliquée.

[38] Enfant 1 à 5 ans et 11 à 15 ans (sinus éthmoïdaux présents dès la naissance).

[39] Formes non extériorisées : signes de rhinopharyngites, fièvre élevée, douleurs fronto-orbitaires.
Formes extériorisées : signes oculo-palpébraux +++ unilatéraux : **œdème palpébrale** (cellulite pré-septale) **et exophtalmie** (cellulite rétro-septale).

[40] Cellulites faciales.
Conjonctivites sévères.
Dacryocystite.
Érysipèle.
Furoncle palpébral.
Piqûre d'insecte.

[41] **Scanner massif facial/sinus avec** et sans injection de produit de contraste : recherche de complications (orbitaires +++).

[42] **Hospitalisation** (sauf dans les formes débutantes : traitement ambulatoire par amoxicilline + acide clavulanique 10 jours et surveillance +++).
Antibiothérapie IV à large spectre type C3G +/- métronidazole ou clindamycine au moins 48 heures (relais per os si bonne amélioration) 10 jours.
Antalgiques.
Antipyrétiques.
+/- corticoïdes (discuté chez l'enfant).
Surveillance +++.

[43] Abcès sous-périosté de la paroi médiale de l'orbite.
Abcès intra-orbitaire.
Thrombophlébite du sinus caverneux.

[44] Fièvre > 40 °C.
AEG.
Exophtalmie axile Abcès sous-périosté.
Ophtalmoplégie extrinsèque.
Exophtalmie irréductible.
Baisse de l'acuité visuelle (BAV) Abcès intra-orbitaire.
Chémosis.
Ophtalmoplégie intrinsèque.
Signes méningés.
Troubles oculo-palpébraux.

[45] Échec du traitement médical bien conduit.
Ethmoïdite aiguë compliquée (en dehors des abcès sous-périostés < 5 mm).

[46] **Sinusites maxillaires aiguës purulentes compliquées.**
Sinusites sphénoïdales, ethmoïdales et frontales.

[47] **Sinusite maxillaire aiguës : - répondant aux critères majeurs et mineurs :**
- échec du traitement symptomatique initial,
- compliquée,
- origine dentaire.
Sinusite frontale, sphénoïdale, et ethmoïdale.

[48] **C2G ou C3G.**

[49] **Pristamycine ou télithromycine.**

[50] **Sinusites frontales, ethmoïdales et sphénoïdales de l'adulte sévères ou compliquées.**
Échec d'une première antibiothérapie dans les sinusites maxillaires.

[51] **Tendinopathies.**

[52] **Maxillaire.**
Frontale.

[53] **Rhinosinusite fongique aiguë/fulminante : aspergillose invasive et mucor mycose :** Grave +++ mortalité de 50 à 80 %.

[54] **Symptômes rhinosinusiens > 3 mois.**

[55] **Sinusites localisées :** antérieurs ou postérieurs unilatérales.
Sinusites diffuses: touchant tous les sinus de la face (maladie intrinsèque de la muqueuse sinusienne).

[56] **Cause dentaire +++.**
Corps étranger intra sinusien (pâte dentaire, dent).
Obstrcution ostiale (anomalie du cornet moyen, déviation importante de la cloison nasale).
Mycétome sinusien (balle fongique sur pâte dentaire).

[57] **Polypose nasosinusienne (PNS)** (isolée ou maladie de Widal).
Mucoviscidose.
Dyskinésie ciliaire (maladie de Kartagener).

[58] **PNS.**
Asthme non allergique.
Intolérance à l'aspirine.

98. Otalgie et otite chez l'enfant et chez l'adulte

Recommandations et conférence de consensus pour approfondir :

- *Otalgie et otite chez l'enfant et chez l'adulte*
  Collège Français d'ORL et de Chirurgie Cervico-faciale (ORL et CCF)
- *Antibiothérapie par voie générale en pratique courante pour les infections respiratoires de l'adulte et de l'enfant*
  Recommandations de la Société de Pathologie Infectieuse de Langue Française (2011)
- *Utilisation des gouttes et poudres à usage auriculaire*
  Recommandations de la Société Française d'ORL et de Chirurgie de la Face et du Cou (2001)
- *Traitement des otites externes bactériennes non compliquées (OEBNC) par les Gouttes auriculaires*
  Référentiels professionnels de bonne pratique – Société Française d'ORL et de Chirurgie de la Face et du Cou – 2009

[1] **Otalgies secondaires à des causes de voisinage.**
Otalgies réflexes (douleur projetée à l'oreille).
Névralgies.

[2] **Nerf trijumeau (V).**
Nerf facial (VII).
Nerf glosso-pharyngien (IX).
Nerf pneumogastrique (X).
Plexus cervical superficiel.

[3] **Les nerfs sus-cités innervent également les voies aérodigestives supérieures (VADS).**

[4] **Type, intensité, rythme, durée et mode de survenue.**

[5] **Habitudes toxiques** (alcool, tabac), **contexte d'apparition** (traumatisme), **antécédents** (ORL ++), **signes otologiques associés** (otorrhée, acouphène, surdité...), **signes généraux** (fièvre, AEG), **signes ORL autres associés** (rhinorrhée, dysphagie, dysphonie...).

[6] **Examen de la région auriculaire externe.**
Otoscopie.

Acoumétrie.
Examen de la région péri-auriculaire (parotide, articulation temporo-mandibulaire (ATM)...).
Examen neurologique cervico-facial.
Examen buccal, dentaire, nez, cavum, pharyngo-larynx.

[7] **Plaie.**
Hématome (otohématome).
Périchondrite.
Zona auriculaire.
Polychondrite atrophiante.
+/- tumeur maligne (carcinome basocellulaire et épidermoïde cutané).

[8] **Bouchon de cérumen.**
Otite externe bénigne non compliquée (OEBNC).
Otite maligne externe (OME).
Otomycose externe.
Zona auriculaire.
Furoncle du CAE.
Traumatisme du CAE (CE, plaie...).
Tumeurs malignes du CAE (cylindromes, carcinomes).

[9] **Otite moyenne aiguë (OMA)**/Mastoïdite.
Dysfonction tubaire (catarrhe tubaire).
Otite congestive.
Otites chroniques (poussées de réchauffements).
Myringite phlycténulaire.
Tumeurs de l'oreille moyenne (ADK) : rares.

[10] **Non.**

[11] **Région endobuccale** (dents, langue...), **rhinopharynx, ATM** via le V et le IX.
Pharynx, larynx, œsophage via le X.
Oropharynx via le IX.
Glandes salivaires et rachis cervical via le plexus cervical.

[12] **Nerf trijumeau (V).**
Nerf glosso-pharyngien (IX).

[13] **Otohématome.**
Prise en charge : **drainage, pansement compressif, antalgiques, antibiothérapie per os.**
Complications : **périchondrite, cicatrisation rétractile** (oreille en « chou-fleur »).

[14] **Périchondrite infectieuse** (staphylocoque aureus ou pseudomonas aeruginosa).
Prise en charge : **antalgiques, prélèvement bactériologique, antibiothérapie IV** (active sur le pyocyanique et le staphylocoque doré et adapté secondairement aux germes retrouvés), **soins locaux.**
Complication : **nécrose totale de l'auricule.**

[15] **CAE étroit.**
Lésions du CAE (eczéma, traumatisme).
Humidité du CAE (baignades).
Manipulations intempestives (coton-tige).
Diminution de la sécrétion cérumineuse.

[16] **Staphylocoque aureus.**
Pseudomonas aeruginosa.

[17] **Exacerbation de la douleur à l'introduction du spéculum.**
CAE œdématié et inflammatoire.
Sécrétions blanchâtres (otorrhée).
Tympan normal (mais dur à voir).

[18] **Gouttes auriculaires antibiotiques** (fluoroquinolones) **2 fois par jour pendant 10 jours.**
+/- **méchage du CAE** (POPE) si sténose du CAE.
Antalgiques.

[19] **Otomycose externe résistante.**

[20] **Otite maligne externe (OME).**

[21] **Granulome ou polype inflammatoire du CAE.**

[22] **Ostéomyélite extensive de la base du crâne.**
Paralysie des paires crâniennes (VII, IX, X, XI).
Méningite.
Thrombose du sinus caverneux et de l'artère carotide interne.
Abcès intracérébral.

[23] **NFS, glycémie, VS, CRP, prélèvements bactériologiques** de l'otorrhée ou biopsie du tissu de granulation, **scanner des rochers.**
+/- **IRM cérébrale, scintigraphie aux leucocytes marqués**, ponction lombaire (PL).

[24] **Trouble de la perméabilité tubaire dû à une obstruction.**

[25] Rhinopharyngite.

[26] Autophonie.
Hypoacousie/sensation d'oreille bouchée.

[27] Manœuvre de Valsalva.

[28] Pic de compliance décalé vers les pressions négatives (courbe de type C).

[29] Non.

[30] Cancer des VADS.

[31] Cancer du cavum (rhinopharynx).

[32] Infection de l'oreille moyenne via le rhinopharynx via la trompe d'Eustache.

[33] Haemophilus Influenzae.
Streptococcus pneumoniae (pneumocoque).
Impact des antibiotiques : émergence de souches de pneumocoques de sensibilité diminuée à la pénicilline (PSDP).

[34] Tympan rouge violacé, bombant, disparition des reliefs.

[35] Stade collecté (tympan fermé).
Stade perforé (tympan ouvert).

[36] OEBNC.
Otite congestive.
Otite séreuse.

[37] Vie en collectivité (crèche).
Tabagisme passif.
Absence d'allaitement maternel.
Précarité des conditions de vie et d'hygiène.
Saison automne-hiver.
Antécédents familiaux d'otites récidivantes.

[38] OMA + conjonctivite purulente = syndrome otite-conjonctivite.

[39] Pneumocoque.

[40] Risque de complications graves des OMA.

[41] Non.
Indications de la paracentèse : OMA collectée hyperalgique, OMA collectée très fébrile résistante aux antipyrétiques, OMA compliquée, otites récidivantes ou traînantes, déficit immunitaire, nourrisson de moins de 3 mois, AEG.

[42] Prélèvement bactériologique.
Drainage de l'abcès.

[43] Incision dans le quadrant postéro-inférieur du tympan sous microscope avec ou sans anesthésie locale.

[44] Non (origine réactionnelle ou virale).

[45] Pas d'antibiotique en première intention.
Réévaluation à 48-72 heures.
Paracétamol : 15 mg/kg/prise toutes les 8 heures per os.
Désobstruction rhinopharyngée (DRP).

[46] Amoxicilline : 80 à 90 mg/kg/j en 2 à 3 prises pendant 8 à 10 jours.
Paracétamol : 15 mg/kg/prise toutes les 8 heures per os.
Ibuprofène (discuté) : 1 dose/poids toutes les 8 heures en alternance avec le paracétamol (antipyrétique).
Désobstruction rhinopharyngée (DRP).

[47] Amoxicilline : 80 à 90 mg/kg/j en 2 à 3 prises pendant 5 jours.
Paracétamol : 15 mg/kg/prise toutes les 8 heures per os.
Ibuprofène (discuté) : 1 dose/poids toutes les 8 heures en alterance avec le paracétamol (antipyrétique).
Désobstruction rhinopharyngée (DRP).

[48] Amoxicilline + acide cluvanique : 80 mg/kg/j en 3 prises pendant 5 jours.
Paracétamol : 15 mg/kg/prise toutes les 8 heures per os.
Ibuprofène (discuté) : 1 dose/poids toutes les 8 heures en alterance avec le paracétamol (antipyrétique).
Désobstruction rhinopharyngée (DRP).

[49] Aggravation, persistance au-delà de 48 heures après le début de l'antibiothérapie, ou la réapparition dans les 4 jours suivant la fin du traitement de signes fonctionnels ou généraux + signes otoscopiques d'OMA.

[50] Amoxicilline + acide cluvanique (ou cefpodoxime).

[51] Amoxicilline + acide cluvanique.

[52] Non en cas d'évolution favorable.

[53] Mastoïdite.
Labyrinthite.
Paralysie faciale otogène.

[54] 54. Méningite purulente.
Empyème extradural.
Abcès intracérébral.
Thrombophlébite du sinus latéral.

[55] Pneumocoque.

[56] Paracentèse (prélèvement bactériologique).

[57] Tuméfaction inflammatoire rétro-auriculaire.
Décollement du pavillon de l'oreille.
Bombement postéro-supérieur du tympan.
Otorrhée.
Refoulement de la paroi postérieure du CAE avec déformation en « pie de vache ».
Fièvre/AEG.

[58] Prélèvements bactériologiques (paracentèse/otorrhée).
Scanner des rochers et de l'encéphale avec injection.

[59] Hospitalisation.
Bi-antiobiothérapie IV à large spectre probabiliste secondairement adaptée aux prélèvements.
Antalgiques.
Drainage chirurgical si abcès sous périosté, complications endocrânienne, résistance aux antibiotiques.

[60] Végétations adénoïdes hypertrophiques.
RGO.
Carence martiale.
Déficit immunitaire.
Tabagisme passif.
Collectivité (crèche).

[61] Otite séromuqueuse (OSM).

[62] Adénoïdectomie.
Aérateurs transtympaniques (ATT).
Vaccination (Prevenar®).

337. Trouble aigu de la parole. Dysphonie

Recommandations et conférences de consensus pour approfondir :

- *Trouble aigu de la parole. Dysphonie*
  Collège Français d'ORL et de Chirurgie Cervico-faciale (ORL et CCF)
- *Paralysies récurrentielles de l'adulte*
  Recommandations de la Société Française d'ORL et de Chirurgie de la Face et du Cou (2002)
- *Paralysie récurrentielle*
  Référentiels professionnels de bonne pratique – Société Française d'ORL et de Chirurgie de la Face et du Cou – 2011
- *Dysphonie chronique de l'enfant*
  Recommandations de la Société Française d'ORL et de Chirurgie de la Face et du Cou (2010)

[1] Hauteur/fréquence.
Intensité.
Timbre.

[2] Nerf laryngé récurrent (branche du nerf vague X).

[3] Non.

[4] Laryngites aiguës infectieuses.
Laryngites aiguës non infectieuses (allergique, thermique, caustique...).
Traumatismes laryngés externe et interne (intubation).

[5] Laryngites chroniques.
Cancer laryngé.
Tumeurs bénignes des cordes vocales (polype, nodule, granulome...).

[6] Paralysie laryngée ou récurrentielle.

[7] Dysphonies fonctionnelles.

[8] Troubles endocriniens (hypothyroïdie, hyperandrogénisme).
Dysphonie fonctionnelle par surmenage vocal.
Dysphonie psychique.

Dysphonie spasmodique.
Dysphonie myasthénique.

[9] **Laryngoscopie indirecte** (nasofibroscopie ++ ou miroir laryngé).

[10] **Stroboscopie** (appréciation de la vibration des cordes vocales).
Bilan phoniatrique (enregistrement et analyse de la voix).
Électromyographie (EMG) des cordes vocales.

[11] Virus.

[12] **Substances irritantes (tabac**, poussières, pollution...), **malmenage vocal, RGO.**

[13] **Toux, paresthésies pharyngées, dyspnée laryngée** (enfants ++), **catarrhe rhino-pharyngée.**

[14] **Laryngite herpétique.**

[15] **Laryngite mycosique** (Candida Albicans).

[16] Aérosolthérapie ++/corticoïdes par voie locale.
Corticoïdes par voie générale si symptômes bruyants.
Antalgiques.
Repos vocal.
Arrêt des facteurs favorisants.

[17] Allergique.
Malmenage vocal.
Inhalation de produits caustiques et/ou de fumées.

[18] Intubation orotrachéale.

[19] Tabac ++.

[20] Laryngite chronique hypertrophique rouge.
Laryngite chronique hypertrophique blanche (leucoplasie).
Œdème de Reinke.

[21] Œdème de Reinke.

[22] **Laryngoscopie directe** en suspension au microscope sous AG + **biopsies** +/- exérèse de la lésion (anatomopathologie) : **possible lésion précancéreuse (dysplasie) ou cancéreuse.**

[23] **Laryngite hypertrophique rouge et blanche** (l'œdème de Reinke ne se transforme jamais en cancer).

[24] **Cancer du larynx.**

[25] **Nodules.**
Polypes.
Granulomes.

[26] **Nodules** (kissing nodules).

[27] **Polype.**

[28] **Granulome.**

[29] **Papillomatose laryngée** (HPV 6 et 11).

[30] **Nerf laryngé récurrent.**
Nerf vague/pneumogastrique.

[31] **Voix bitonale.**

[32] **Fausses routes.**
Dyspnée laryngée/inspiratoire +/-.

[33] **Position du ou des plis vocaux immobiles** : adduction, médiane, paramédiane, abduction.

[34] **Laryngoscopie indirecte** (nasofibroscopie miroir laryngé).

[35] Chirurgie : **thyroïde +++**, trachée, œsophage, carotide, **thoracique gauche, cardiaque**, rachis cervical, base du crâne.

[36] **Tumeurs : broncho-pulmonaires, thyroïdiennes, médiastinales, œsophagiennes.**

[37] **Intubation orotrachéale.**

[38] **Neuropathies** (diabète, alcool, lupus...).

[39] **Paralysie laryngée idiopathique ou a frigorae.**

[40] **Scanner cervico-thoracique avec et sans injection de produit de contraste (de la base du crâne au médiastin supérieur).**
Échographie thyroïdienne (discutée en plus du TDM selon les recommandations)

[41] IRM du tronc cérébral.
EMG du larynx +/- (pas de consensus).

[42] Car le nerf laryngé récurrent gauche naît dans le thorax (nerf droit naît sous l'artère subclavière) et passe sous la crosse de l'aorte (« cible des chirurgiens cardiaques »).

[43] Dyspnée laryngée inspiratoire brutale.

[44] Oui.

[45] Causes neurologiques.

[46] TDM cervico-thoracique avec et sans injection.
IRM du tronc cérébral.

[47] Larynx fixé post radique.
Ankylose crico-aryténoïdienne.
Larynx fixé par un cancer laryngé.

[48] Forçage vocal.

[49] Professionnels de la voix.
Enfants.

[50] Bilan vocal phoniatrique, laryngoscopie indirecte, stroboscopie.

[51] Normal.

193. Détresse respiratoire aiguë du nourrisson, de l'enfant et de l'adulte – corps étranger des voies aériennes supérieures et autres corps étrangers ORL

198. Dyspnée aiguë et chronique : dyspnée laryngée

Recommandations et conférences de consensus pour approfondir :

- *Détresse respiratoire aiguë du nourrisson, de l'enfant et de l'adulte – corps étranger des voies aériennes supérieures et autres corps étrangers ORL*
  Collège Français d'ORL et de Chirurgie Cervico-faciale (ORL et CCF)
- *Dyspnée aiguë et chronique : dyspnée laryngée*
  Collège Français d'ORL et de Chirurgie Cervico-faciale (ORL et CCF)
- *Laryngomalacie de l'enfant*
  Recommandations de la Société Française d'ORL et de Chirurgie de la Face et du Cou (2011)

[1] Dyspnée inspiratoire : origine laryngée.
Dyspnée expiratoire : origine bronchique.
Dyspnée aux deux temps : origine trachéale.

[2] Bradypnée inspiratoire avec tirage et bruit laryngé (cornage ou stridor).

[3] Étage sus glottique.
Étage glottique (plan des cordes vocales).
Étage sous glottique.

[4] Sus-glottique.

[5] Glotto, sous-glottique.

[6] Fréquence respiratoire > 60/minutes/polypnée superficielle.
Bradypnée intenses avec pauses respiratoires.
Signes de lutte : tirage ou disparition du tirage (épuisement.

Risque +++ d'arrêt cardio-respiratoire), battements des ailes du nez et balancement thoraco-abdominal.
Dyspnée prolongée > 1 heure.

[7] Cardiaques : tachycardie et HTA (hypercapnie).
Neurologiques : troubles de la conscience, somnolence, agitation... (hypoxie cérébrale).
Autres : pâleur, sueurs (hypercapnie), cyanose.

[8] Position demi-assise.
Voie veineuse périphérique (VVP).
Monitoring cardio-respiratoire.
Oxygénation +++ au masque.
Aérosolthérapie avec méthylprednisone (corticoïdes) et adrénaline.
Intubation orotrachéale (IOT) ou trachéotomie si signes imminents d'arrêt cardio-respiratoire.

[9] Dyspnée trachéale, pulmonaire, cardiaque ou oropharyngée.

[10] **Circonstances d'installation** (brutales ou progressives), **antécédents** (malformations), **signes généraux** (fièvre, asthénie...), **analyse du bruit respiratoire** (stridor ou cornage), **analyse du timbre de la voix et de la toux** (voix étouffée ou rauque), **nasofibroscopie ou laryngoscopie indirecte au miroir** (pas possible à tout âge : 5 ans).

[11] **Malformations laryngées** (sténose congénitales, diastème laryngé postérieur, palmures...).
Laryngomalacie.
Tumeurs congénitales (kyste de la vallécule, lymphangiome...).
Paralysie bilatérale des cordes vocales (traumatisme obstétrical, malformation, cervico-thoracique...).

[12] Angiome sous glottique +++.

[13] **Laryngites aiguës infectieuses** : épiglottite, laryngite glotto, sous-glottique, laryngite striduleuse.

[14] Spasme laryngé (spasme au sanglot).
Corps étrangers des voies aériennes supérieures.
Brûlure par caustique ou thermiques.
Traumatisme cervical externe ou interne (IOT ++).
Œdème allergique (de Quincke).
Papillomatose laryngée (tumeur bénigne).

[15] **Stridor laryngé congénital essentiel.**
Physiopathologie : hyperlaxité des cartilages sus-glottiques entraînant **un collapsus laryngé à l'inspiration.**

[16] **Apparition dans les dis premiers jours de vie.**
Stridor inspiratoire avec parfois tirage cervico-thoracique.

[17] **Aggravation du stridor aux pleurs, à l'alimentation, à l'agitation et à la flexion cervicale.**
Amélioration du stridor au décubitus ventral et à l'extension cervicale.
Signes de reflux gastro-œsophagien (RGO).
Signes de gravité (cf. *infra*).

[18] **Nasofibroscopie pharyngo-laryngée (ou laryngoscopie indirecte).**

[19] **Retard de la croissance pondérale +++.**
Dyspnée avec tirage permanent.
Épisodes de détresse respiratoire.
Apnées obstructives du sommeil.
Épisodes de suffocation lors de l'alimentation ou une difficulté à la prise alimentaire.

[20] **Formes mineures dans 80 à 90 % des cas.**
Aggravation habituelle au cours des premiers mois et régression progressive.
Éducation sur les signes de gravité.
Surveillance de la courbe de croissance pondérale.
Modalités thérapeutiques.

[21] **Traitement médical dans les formes mineures : surveillance ++ (poids) et traitement anti-reflux** (pas de consensus) car le RGO semble être un facteur aggravant et souvent associé.
Traitement chirurgical dans les formes sévères : résection endoscopique des replis ary-épiglottique.

[22] **Laryngite glotto-sous glottique.**

[23] **Hiver ++ et printemps/contexte de rhinopharyngite/contexte épidémique.**

[24] **Virus para-Influenzae.**

[25] **Dyspnée laryngée progressive intensité variable.**
Rhinopharyngite souvent associée.

Cornage.
Voix rauque.
Toux rauque et aboyante.
Fièvre modérée > 38,5 °C.

[26] **Décompensation respiratoire.**

[27] **Non,** diagnostic médical.
Réalisation d'une nasofibroscopie si : doute diagnostic, symptômes inhabituels (formes sévères, signes inter critiques) pour rechercher **une cause sous jacente** (angiome sous glottique +++).

[28] **RGO, hémangiome sous glottique (< 6 mois), sténose laryngée (< 6 mois), allergie, adénoïdite chronique.**

[29] **Hospitalisation.**
Position demi-assise avec humidification et réchauffement de l'air.
Corticothérapie IV : déxaméthasone 1 ampoule 4 mg IV.
Aérosolthérapie : association corticoïde (déxa ou bêtaméthasone) **et adrénaline** (1/1 000).

[30] **Traitement ambulatoire** envisageable.
Corticothérapie per os équivalent à 1 mg/kg/j de prednisone.
Inhalation de corticoïdes type budésonide (Pulmicort®) deux fois par jour.
Éducation +++ des parents sur les signes de gravité nécessitant un retour aux urgences.

[31] **Intubation orotrachéale.**

[32] **Laryngite striduleuse (= spasme glottique).**
Clinique : survenue brutale et nocturne d'une dyspnée laryngée durant moins d'une heure et de disparition spontanée.
Contexte : infection virale, stress.

[33] **Dysphagie intense.**
Voix étouffée.
Hypersialorrhée.
Fièvre > 39 °C.
AEG.
Position antéfléchie spontanée +++.

[34] **Haemophilus Influenzae.**

[35] **Vaccination anti-Haemophilus de la plupart des enfants.**

[36] Allonger l'enfant.
Manœuvres endobuccales (abaisse langue...).
Nasofibroscopie (sauf si intubé !).

[37] Urgence vitale +++ : 1er réflexe : libérer les voies aériennes.
Hospitalisation en USI avec surveillance étroite (monitoring cardio-respiratoire).
VVP.
IOT quasi systématique (parfois trachéotomie).
Antibiothérapie IV +++ : active sur l'Haemophilus Influenzae type C3G (Claforan®) ou amoxicilline + acide cluvanique.
Corticoïdes IV souvent associés.
Nasofibroscopie quand l'enfant est intubé.

[38] 5 mois = âge de la préhension.

[39] Syndrome de pénétration classique :
- lors d'un repas ou d'un jeu,
- accès de suffocation (ou dyspnée) aigu, brutal et spasmodique,
- quintes de toux expulsives et improductives,
- cyanose, signes de gêne respiratoire (polypnée, cornage),
- angoisse,
- durée : de quelques secondes à plusieurs heures,
- spontanément résolutif.

[40] Prise des constantes.
Recherche de signes de gravité (dyspnée, tirage...).
Examen pulmonaire : auscultation : signe du drapeau (mouvements de va-et-vient du corps étranger CE dans la trachée), diminution ou abolition du murmure vésiculaire (MV), râles bronchiques systématisés, wheezing (trachée).
Inspection : asymétrie de l'amplitude thoracique.

[41] Radiographie du thorax et du cou en inspiration et expiration de face et de profil.

[42] Corps étrangers (CE) s'il est radio-opaque (10 % des CE).
Emphysème localisé obstructif (trapping).
Atélectasie pulmonaire.
Élargissement des espaces intercostaux.
Abaissement du diaphragme.
Horizontalisation des côtes.
Refoulement du médiastin du côté sain.
+/- pneumothorax/pneumomédiastin.

[43] Démasquer un éventuel trappage.

[44] Non.

[45] Endoscopie laryngo-trachéo-bronchique au tube rigide sous AG.

[46] CE expulsé par les efforts de toux violents (recraché ou avalé).
CE enclavé dans une bronche (pas de signes fonctionnels au repos).

[47] Chez l'adulte : CE bronchique s'enclave rapidement distalement dans l'arbre bronchique.
Chez l'enfant : il obstrue souvent la trachée ou une bronche principale.

[48] Risques en cas d'attente :
- mobilisation du CE avec nouvel épisode de détresse respiratoire,
- infection en aval du CE.

[49] Syndrome de pénétration avec asphyxie aiguë.

[50] Se placer derrière l'enfant en le ceinturant par ses bras.
Appliquer le poing ai niveau de l'épigastre.
Effectuer une pression rapide avec l'autre main.

[51] Non (risque d'aggravation de la symptomatologie par mobilisation du CE).

[52] Oui (en cas de syndrome de pénétration, le CE est encore présent dans 50 % des cas).

[53] Pousser le CE dans la bronche souche droite pour pouvoir ventiler l'enfant sur un poumon.

[54] Médiastinites.
Pneumomédiastin.
Échec de l'extraction.

[55] Corticothérapie si œdème per ou post-opératoire.
Radiographie de contrôle.
Education des parents.

[56] Infections broncho-pulmonaires itératives toujours dans le même territoire.

[57] Sous la bouche œsophagienne (sphincter supérieur de l'œsophage).

[58] **Dysphagie.**
Hypersialorrhée.
Douleur ou gène cervicale basse.

[59] **CE si radio-opaque.**
Air intra-œsophagien (au-dessus et au-dessous du CE).
Emphysème cervical ou pneumomédiastin en cas de perforation œsophagienne.

[60] **Scanner cervico-thoracique.**

[61] **Micropile ou pile bouton** (risque élevée de perforation œsophagienne).

[62] **Extraction avec un œsophagoscope rigide de sous AG.**

[63] **Perforation œsophagienne** (cervicotomie si cela arrive).

[64] **Position demi-assise.**
VVP.
Corticoïdes IV.
Monitoring cardio-respiratoire.
Oxygénothérapie au masque.
Aérosolthérapie : corticoïdes (méthylprednisone) + **adrénaline.**

[65] **Terrain alcolotabagqiue.**
Cancer des VADS.
Traumatisme laryngé ou trachéal.
IOT.
Chirurgie cervicale ou thoracique.
Contage infectieux récent.
Maladie neurologique.

[66] **Laryngoscopie indirecte (nasofibroscopie ou miroir).**
Scanner cervico-thoracique.

[67] **Cancer des VADS.**

[68] **Récidive du cancer des VADS.**
Œdème laryngé post radique.

[69] **Sténose laryngée ou laryngo-trachéale post-intubation.**

[70] **Paralysie laryngée bilatérale.**
Hématome compressif (compression de la trachée au niveau du site opératoire).

291. Adénopathie superficielle

Recommandations et conférences de consensus pour approfondir :

- *Adénopathie superficielle – Collège Français d'ORL et de Chirurgie Cervico-faciale (ORL et CCF)*
- *Adénopathies cervicales chroniques de l'adulte – Recommandations pour la pratique clinique de la SFORL – 2010*

[1] Le kyste, le lipome, la tumeur vasculaire.

[2] Une étiologie kystique.

[3] Un lipome.

[4] Vers une étiologie maligne, souvent une métastase de cancer solide.

[5] La présence d'une collection (de pus).

[6] Sous angulo-maxillaires.

[7] Porte d'entrée dentaire, oropharyngée, rhinopharyngée (surtout chez l'enfant), ou cutanée (beaucoup plus rare).

[8] Antibiotiques, antalgiques, plus ou moins chirurgie.

[9] Une origine bucco-dentaire.

[10] Le kyste du tractus thyréoglosse.

[11] Une adénopathie cervicale collectée.

[12] Bilan biologique (NFS VS CRP), Radio Thorax face et profil, IDR à la tuberculine, imagerie cervicale et thyroïdienne (écho ou TDM injectée).

[13] HIV, EBV, Toxoplasmose, Rubéole, Maladie des griffes du chat, Syphilis.

[14] Une panendoscopie.

[15] La panendoscopie inclura une exploration du cavum, exploration pharyngolaryngée, trachéobronchoscopie et oesophagoscopie.

[16] En cytologie et en bactériologie.

[17] Non, seul un examen histologique peut l'affirmer. Mais elle permet d'orienter fortement le diagnostic. Elle peut en revanche poser le diagnostic d'hémopathie.

[18] Volumineuses, polylobées, multiples, de siège souvent sous-mandibulaire ou spinal, parfois inflammatoires (voire fluctuantes ou d'aspect pré-fistulaire).

[19] L'IDR qui n'est pas forcément très positive, La ponction qui peut permettre d'identifier le bacille, le prélèvement de l'adénopathie qui apporte les éléments histologiques et bactériologiques.

[20] L'adénopathie à mycobactérie atypique.

[21] Non, la porte d'entrée peut être buccale avec une seule atteinte ganglionnaire cervicale.

[22] Antibiothérapie et parfois chirurgie (curage cervical) si l'antibiothérapie se révèle insuffisante.

[23] Granulome gigantocellulaire à nécrose caséeuse centrale.

[24] 6 mois.

[25] Faux, on préconise une exerèse complète de l'adénopathie, car la rupture capsulaire aggrave le pronostic local et vital dans les carcinomes.

[26] Bartonella Hensellae.

[27] La lympho-granulomatose bénigne d'inoculation.

[28] La recherche d'une porte d'entrée : griffure par chat/ronce...

[29] Axillaire.

[30] A une mononucléose infectieuse.

[31] NFS (monocytose) et Sérologie MNI positive.

[32] La toxoplasmose.

[33] A un parasite protozoaire, toxoplasma gondii.

[34] Une sarcoïdose.

[35] Syphilis primaire (adénopathie satellite d'un chancre oropharyngé), ou secondaire (polyadénopathies).

[36] Oui, c'est possible. La maladie de Hogdkin peut aussi être révélée par des adénopathies cervicales multiples, le plus souvent asymétriques.

[37] Une masse ganglionnaire cervicale à croissance rapide.

[38] Pas des macro poly-adénopathies régulières bilatérales et symétriques.

[39] Une amygdalectomie homolatérale (fréquence des lésions primitives intra-amygdalien infracliniques).

[40] Sus claviculaire gauche ; il signe souvent des cancers de l'œsophage, pulmonaires ou digestifs.

145. Tumeurs de la cavité buccale et des voies aéro-digestives supérieures

Recommandations et conférence de consensus pour approfondir :

- *Tumeurs de la cavité buccale et des voies aéro-digestives supérieures – Collège Français d'ORL et de Chirurgie Cervico-faciale (ORL et CCF)*
- *La prise en charge des cancers des voies aéro-digestives supérieures – septembre 2010 – Recommandations de la HAS*
- *Bilan préthérapeutique des carcinomes épidermoïdes des VADS – Recommandations pour la pratique clinique de la SFORL – 2012*
- *Recommandations pour la surveillance médico-professionnelle des travailleurs exposés à l'effet cancérigène des poussières de bois – Recommandations de la société française de médecine du travail – janvier 2011*
- *Suivi post-thérapeutique des carcinomes épidermoïdes des voies aéro-digestives supérieures de l'adulte – Recommandations pour la pratique clinique, SFORL*

[1] Carcinome épidermoïde.

[2] Alcool et tabac.

[3] Les deux, 90 % de ces patients ont une double exposition (effet synergique).

[4] En faveur des hommes, 4 hommes pour une femme.

[5] 60 ans.

[6] Diminution de l'incidence chez les hommes et augmentation de l'incidence chez les femmes.

[7] 5e rang.

[8] Fixe, unilatérale, persistante depuis plus de 3 semaines.

[9] Oui, très lymphophiles.

[10] Non, les métastases de ces cancers sont peu fréquentes, les cancers ORL sont principalement à agressivité locale.

[11] Oui très fréquent, ches 10 % des patients.

[12] Vrai.

[13] Oui, Le HPV (en particulier HPV 16 et HPV 18). Leur recherche systématique n'est pas recommandée.

[14] Dysplasie muqueuse, leucoplasie, erythroplasie, kératose villeuse.

[15] Tabac, Alcool, Marijuana, et autres toxiques : amiante, vapeurs de diesel, nickel, pesticides.

[16] Bourgeonnement, ulcération, infiltration.

[17] TDM cervical et Panendoscopie des VADS. L'IRM n'est pas recommandée systématiquement pour les cancers de l'hypopharynx.

[18] Bilan hépatique et TDM thoracique.

[19] L'échographie hépatique est indiquée en cas de perturbation du bilan hépatique.

[20] Oui, l'IRM est utile, couplée au TDM, pour caractériser l'extension locale des tumeurs endobuccales et des tumeurs oropharyngées.

[21] Caractériser la lésion, réaliser des biopsies, rechercher des lésions synchrones.

[22] Un schéma daté et signé.

[23] Bilan stomatologique, prise en charge des dépendances (Alcoolo-tabagisme), et prise en charge nutritionnelle.

[24] Panoramique dentaire, remise en état bucco-dentaire, gouttières dentaires de fluoration.

[25] Détartrage, élimination de foyers dentaires, extraction des dents délabrées ou mobiles.

[26] Une renutrition, soit per os, soit par sonde naso-gastrique, soit par gastrostomie d'emblée.

[27] Oui, il est recommandé de réaliser une fibroscopie œsogastrique chez tous les patients ayant une tumeur de l'oropharynx ou de l'hypopharynx, et chez tous les patients alcooliques.

[28] Non, il n'est pas recommandé de réaliser une fibroscopie bronchique sauf en cas de lésion à l'imagerie thoracique.

[29] NFS, plaquettes, bilan hépatique, bilan rénal, ionogramme, albuminémie.

[30] La prévention de l'irritabilité muqueuse chronique : dent abîmée, prothèse mal ajustée, morsures répétées.

[31] Action par brûlures répétées, substances toxiques (nicotine) et substances cancérigènes (hydrocarbures).

[32] Présence d'une lésion clinique (leucoplasie/Ulcération/Tumeur bourgeonnante/Lésion muqueuse chronique), Adénopathie, Douleur (souvent glossodynie, mais aussi dysarthrie ou otalgie), Hypersialorrhée, Dysphagie.

[33] Ulcération, induration, saignement au contact.

[34] Oui, si la lésion n'a pas régressé 15 jours après le réajustement de sa prothèse (après la suppression du facteur traumatique).

[35] Palais mou, base de langue, paroi pharyngée et loges amygdaliennes avec les amygdales palatines.

[36] 1 : pilier postérieur ; 2 : pilier antérieur ; 3 : base de langue ; 4 : langue mobile ; 5 : V lingual ; 6 : amygdale palatine.

[37] Le lymphome.

[38] Faux, il peut passer totalement inaperçu cliniquement. (importance de la palpation !).

[39] Anomalie à la protraction de la langue (déviation homolatérale à la tumeur, ou difficulté à la protraction linguale), induration à la palpation.

[40] La vallécule.

[41] Vers le haut : oropharynx, vers le bas : larynx, et vers l'avant : loge HTE ou Hyo-thyro-épiglottique.

[42] Le sinus piriforme.

[43] Dysphagie, otalgie, adénopathie.

[44] Oui, par infiltration laryngée directe ou par infiltration récurrentielle. La mobilité laryngée est un facteur pronostic important.

[45] 1 : épiglotte ; 2 : vallécule (derrière l'épiglotte) ; 3 : corde vocale ; 4 : sinus piriforme ; 5 : aryténoïde ; 6 : bouche œsophagienne.

[46] Les sinus piriformes et la bouche œsophagienne.

[47] Les cordes vocales et les aryténoïdes.

[48] Oui, par une fibroscopie au fibroscope souple.

[49] Phonation, respiration, déglutition.

[50] La cartilage thyroïde, le cricoïde, les aryténoïdes et l'épiglotte.

[51] L'étage sus glottique, l'étage glottique et l'étage sous glottique.

[52] La laryngoscopie indirecte au miroir.

[53] La dysphonie.

[54] Non, il est très peu lymphophile, et est donc rarement révélé par une adénopathie mais le plus fréquemment par une dysphonie.

[55] Non, un cancer du larynx se manifestant par une dyspnée est en général à un stade avancé.

[56] Les fonctions de phonation et de déglutiton.

[57] Chirurgie d'exerèse, radiothérapie, chimiothérapie.

[58] L'ostéoradionécrose mandibulaire.

[59] C'est la mise en place de la trachée à la peau, après une chirurgie d'exérèse du larynx. C'est une intervention défénitive. La trachée est directement suturée à la peau sur toute sa circonférence.

[60] Non dans un premier temps, car le larynx est enlevé totalement. Possibilité dans un second temps d'apprendre la voix œsophagienne, avec ou sans prothèse.

[61] Oui, il aura une canule de trachéotomie, une sonde nasogastrique, une perfusion, une sonde urinaire et des drains de redon.

[62] Déplacement, bouchon, sténose trachéale.

[63] Non, il existe des techniques d'exérèse partielle qui préservent le larynx. Ce qui est important de comprendre est que presque tous les patients opérés des VADS se réveillent avec une canule de trachéotomie ; mais seuls ceux à qui on a enlevé tout le larynx auront définitivement cette trachéotomie. Ces patients-là ont eu une trachéoStomie.

[64] Radiomucite, dermite, candidose oropharyngée, dénutrition.

[65] Xérostomie et hyposialie, pathologies dentaires, fibrose cervicale, lymphoedème cervical.

[66] Non, aucun marqueur biologique.

[67] Rechercher une récidive locale ou à distance, rechercher une 2ᵉ localisation.

[68] Suivi clinique à vie avec si besoin fibroscopie souple (tous les 2 mois la première année, tous les 3 mois la 2ᵉ année, tous les 4 mois la 3ᵉ année), Radio Thorax face et profil tous les ans, Panendoscopie et TDM uniquement sur point d'appel. Cependant une TDM de référence peut être réalisée 3 mois après la fin du traitement.

[69] L'exposition aux poussières de bois.

[70] Irritation des VADS, asthme, dermatoses.

[71] Réduction de l'empoussièrement et information du patient.

[72] Adénocarcinome.

[73] Oui.

[74] Oui, chez les travailleurs du bois, tableau n° 47 des maladies professionnelles. Le délai maximal de prise en charge est de 30 ans après l'exposition. L'exposition à d'autres substances (Nickel) peut également favoriser le cancer de l'ethmoïde et le faire reconnaître comme maladie professionnelle (tableau 37).

[75] Non, trop faible sensibilité.

[76] Sur l'examen clinique et la nasofibroscopie.

[77] Signes nasaux, signes ophtalmologiques (exophtalmie, œdème, dacryocystite, ptosis, paralysie oculaire, diplopie), signes neurologiques (céphalées, névralgies) ; à noter que la présence d'adénopathie est très rare.

[78] Obstruction nasale, rhinorrhée mucopurulente, épistaxis. Ces 3 signes sont unilatéraux.

[79] Panendoscopie, TDM du massif facial, IRM du massif facial (extension dans l'orbite/lobe frontal).

[80] Chirurgie et radiothérapie. La chimiothérapie a des indications très limitées.

[81] Suivi Clinique à vie avec fibroscopie en consultation, TDM systématique tous les 6 mois pendant 2 ans puis tous les ans pendant 5 ans.

[82] Asie du Sud-est et Nord-Afrique.

[83] A un facteur viral, le virus d'Ebstein-Barr EBV.

[84] Pas de type de population particulier ; il atteint hommes et femmes, à tout âge de la vie (même enfants et adolescents) ; pas de risque plus élevé chez les patients alcoolotabagiques.

[85] Carcinome indifférencié (UCNT : Undifferentiated Carcinoma of Nasopharyngeal Type).

[86] Lymphomes, carcinomes épidermoïdes différenciés, et carcinomes indifférenciés.

[87] Symptômes cervicaux (adénopathie sous mastoïdienne souvent bilatérale), symptômes otologiques, symptômes rhinologiques, symptômes neurologiques.

[88] Oui, très souvent.

[89] Otite séreuse, hypoacousie, acouphènes, autophonie.

[90] Obstruction nasale et épistaxis.

[91] Algies (V, IX, Céphalées) ou paralysie oculomotrice.

[92] Obstruction tubaire ; en effet l'orifice de la trompe d'Eustache se trouve dans le rhinopharynx.

[93] Une surdité de transmission liée à l'otite chronique.

[94] Il sera plat, à cause de l'otite chronique.

[95] Une atteinte de la motricité oculaire, une baisse de l'acuité visuelle, un œdème papillaire, une exophtalmie.

[96] Panendoscopie, TDM cervicofacial et cérébral (recherche d'une atteinte de la base du crâne), IRM afin d'évaluer l'infiltration locale, Radio Thorax (ou imagerie thoracique), Anticorps anti EBV. À noter que sur signe d'appel ou si extension importante il faudra rechercher également des métastases hépatiques. Attention, le college d'ORL recommande un dosage des AC anti EBV mais la HAS ne le recommande pas en routine.

[97] L'anticorps VCA (virion capside antigen), l'anticorps EA (early antigen), l'anticorps EBNA (Ebstein Barr nuclear antigen).

[98] Radiothérapie externe (site tumoral + aires ganglionnaires) (chimio/certaines chirurgies : seulement au cas par cas).

[99] L'ostéolyse de la base du crâne.

[100] Oui, cela peut permettre de détecter des récidives précoces. À noter que le taux d'Ac peut aussi aider au diagnostic chez le sujet à haut risque. Attention cependant la HAS ne recommande pas ce dosage en systématique.

241. Goitre et nodule thyroïdien

Recommandations et conférence de consensus pour approfondir :

- *Goitre et nodule thyroïdien – Collège Français d'ORL et de Chirurgie Cervico–faciale (ORL et CCF)*
- *Recommandations de la société française d'endocrinologie pour la prise en charge des nodules thyroïdiens – juin 2011*
- *La prise en charge du cancer de la thyroïde – septembre 2010 – Recommandations de la HAS*
- *Information du patient avant la chirurgie de la glande thyroïde – Recommandations de la SFORL – 2012*

[1] Les cellules C neuro-endocrines.

[2] 150 µg/jr, plus élevés chez la femme enceinte.

[3] Augmentation du volume de la thyroïde.

[4] Par la clinique (palpation) et l'échographie.

[5] La taille palpée des lobes est supérieure à la première phalange du pouce.

[6] Facteurs nutritionnels (carence iodée), facteurs génétiques, facteurs hormonaux, tabac.

[7] Oui, le goitre simple devient souvent siège de tumeurs et pseudotumeurs.

[8] Goitre toxique, compressif, carcinome thyroïdien.

[9] La prévention de la carence iodée.

[10] Aucun, l'isthme thyroïdien est situé juste en avant de la trachée.

[11] 3 femmes pour 1 homme.

[12] C'est une notion clinique : tuméfaction cervicale inférieure mobile à la déglutition avec le reste de la thyroïde.

[13] L'âge croissant, le sexe féminin, la parité (prévalence plus faible chez les nullipares), la surcharge pondérale, la carence en iode, les facteurs génétiques (nombreuses maladies génétiques et certaines formes familiales), la radiothérapie externe.

[14] 15 à 20 ans.

[15] Oui, très fréquents. Nodules palpables chez 5 % de la population et nodules infracliniques chez 50 % de la population à 60 ans.

[16] Adénome vésiculaire, kyste, thyroïdite.

[17] Cancers thyroïdiens, lymphomes, métastases d'un cancer solide extra-thyroïdien.

[18] Bénins dans environ 95 % des cas.

[19] Non.

[20] Non.

[21] Un nodule thyroïdien de découverte fortuite lors d'un examen morphologique.

[22] Dyspnée, dysphagie, dysphonie.

[23] Il n'y a pas de règle, ils peuvent régresser, rester stables ou augmenter de volume.

[24] Une thyroïdite subaiguë.

[25] Un dosage de TSH.

[26] Un dosage de T3 et T4 libres.

[27] Un dosage de T4 libre et d'anticorps anti TPO.

[28] Non, il n'y a pas lieu de le mesurer, un taux élevé n'est pas un marqueur de malignité.

[29] À dépister le carcinome médullaire de la thyroïde. Attention ce dosage n'est pas systématique.

[30] Devant un nodule présentant des signes de malignité, en préopératoire.

[31] Dur, fixé, irrégulier, évolution rapide, signes compressifs.

[32] Un défaut de mobilité d'une ou des deux cordes vocales signant une atteinte récurrentielle.

[33] Oui, très probable.

[34] L'opérateur doit être entraîné à l'echographie thyroïdienne et le matériel doit être adapté à la thyroïde.

[35] Sa localisation, son volume, son échostructure, son échogénicité, ses contours et forme, la présence de calcifications, sa vascularisation. (possibilité également de réaliser une élastographie, évaluant la dureté d'un nodule).

[36] Évocatrice de malignité.

[37] Hypervascularisation intra nodulaire.

[38] Hypoéchogène.

[39] Limites floues, festonnées ou spiculées.

[40] Forme quadrangulaire.

[41] Une effraction capsulaire.

[42] Index de dureté élevé en élastographie.

[43] Un envahissement des structures adjacentes, la présence d'adénopathies.

[44] Afin de rechercher une disparition de la mobilité lors de la déglutition qui serait en faveur de la malignité.

[45] Un schéma de repérage.

[46] La présence de trouble de l'hémostase ou un traitement par anticoagulants.

[47] Non. La cytoponction est systématique pour les nodules de plus de 20 mm.

[48] Chez les patients à risque de cancer (ATCD de radiothérapie, contexte familial), pour les nodules suspects (paramètres cliniques/paracliniques).

[49] Oui, car la taille de ce nodule dépasse 20 mm et cela est un critère pour faire la cytoponction chez les patients ayant un goitre multinodulaire.

[50] Opérateur expérimenté, aiguille fine, échoguidée dans la majorité des cas, lente surtout en cas de composante kystique.

[51] Oui, souvent de principe 6 mois à un an après, ou lors de modifications cliniques ou échographiques suspectes.

[52] L'Iode 123.

[53] Elle donne une image fonctionnelle des nodules.

[54] Le caractère froid ou indéterminé du nodule (les nodules chauds ne correspondent presque jamais à des lésions malignes).

[55] Non, car elle ne permet pas de mesurer les nodules ni de faire un diagnostic topographique précis.

[56] Non, seulement en cas d'hyperthyroïdie. Sinon elle est discutée au cas par cas.

[57] On pose une indication chirurgicale si le nodule est malin ou suspect de malignité sur les données cliniques, échographiques ou cytologiques ou s'il existe des signes cliniques compressifs, ou si la calcitonine sérique est fortement élevée.

[58] Dépister les cancers passés inaperçus ou non diagnostiqués (faux-négatif de la ponction cytologique < 5 %) ; dépister l'apparition d'un dysfonctionnement thyroïdien ; apprécier l'apparition d'une gêne fonctionnelle.

[59] Clinique, échographique, biologique et cytologique au cas par cas.

[60] Entre 6 et 18 mois.

[61] Une thyroïdectomie totale.

[62] 3 femmes pour un homme.

[63] Plus de 90 %.

[64] Les carcinomes papillaires.

[65] Les cancers vésiculaires et les cancers médullaires.

[66] Oui, très bon pronostic pour les carcinomes papillaires et vésiculaires qui sont bien différenciés, contrairement aux anaplasiques et aux vésiculaires peu différenciés, qui sont de mauvais pronostic.

[67] A une tumeur de moins de 1 cm.

[68] A une tumeur de plus de 4 cm limité à la thyroïde.

[69] L'âge < 16 ou > 65 ans, le sexe masculin, les facteurs familiaux (ATCD carcinome papillaire, NEM2...), les ATCD d'irradiation cervicale, les caractéristiques du nodule (dur, fixé, irrégulier), l'évolutivité du nodule (évolution rapide), la paralysie récurrentielle, la présence d'adénopathie.

[70] Oui, chez 50 % des patients.

[71] L'âge (> 45 ans), le sexe masculin, la taille tumorale, l'invasion extrathyroïdienne (dont l'importance de l'extension ganglionnaire), l'histologie (type folliculaire).

[72] Le compartiment central ou zone 6.

[73] Sa forme, sa structure, sa vascularisation, sa taille.

[74] Antécédent familial de cancer thyroïdien et antécédent d'irradiation cervicale.

[75] Non, le diagnostic de cancer de la thyroïde est anatomopathologique. La cytoponction peut suspecter fortement la malignité.

[76] Chirurgie d'exerèse avec thyroïdectomie totale et curage ganglionnaire, radiothérapie interne ou irathérapie.

[77] L'iode 131.

[78] La destruction des cellules thyroïdiennes restantes.

[79] Contraception efficace. Pas de grossesse pendant 1 an après le traitement.

[80] Une hormonothérapie par Levothyrox.

[81] Il s'agit d'un traitement à vie.

[82] L'hypocalcémie, liée à une lésion per-opératoire des glandes parathyroïdes.

[83] Par une lésion per-opératoire d'un ou deux nerfs récurrents.

[84] Des nerfs X, les pneumogastriques.

[85] Les cordes vocales et les aryténoïdes.

[86] L'échographie cervicale et des aires ganglionnaires.

326. Paralysie faciale périphérique (PFP)

Recommandations et conférence de consensus pour approfondir :

- *Paralysie faciale périphérique – Collège Français d'ORL et de Chirurgie Cervico-faciale (ORL et CCF)*

[1] Sensitive, motrice, sensorielle et végétative.

[2] Entre le deutoneurone du noyau du tronc cérébral où il naît jusqu'aux muscles de la face où il se connecte.

[3] Pour une paralysie faciale périphérique, contrairement à une paralysie faciale centrale, le déficit moteur est homogène (touche aussi bien le territoire supérieur que le territoire inférieur), et il n'y a pas de dissociation automatico-volontaire.

[4] Effacement des rides du front, abaissement du sourcil, raréfaction du clignement, élargissement de la fente palpébrale.

[5] Bouche attirée du côté sain, ptose de la joue, chute de la commissure labiale, effacement du sillon nasogénien.

[6] Une lagophtalmie.

[7] Oui car cela dépend du nerf III.

[8] Lors de la tentative infructueuse d'occlusion palpébrale, l'œil se porte en haut et en dehors (il s'agit d'un mécanisme de protection cornéenne, inconstant et non dépendant de la sévérité de la paralysie faciale).

[9] Non, puisque le signe de Souques se recherche chez un patient ayant une occlusion palpébrale conservée. Les cils du côté atteint apparaissent alors plus longs car il existe un léger déficit au niveau de la fermeture des paupières.

[10] Non; le clignement de l'œil n'est pas possible et il n'y a pas de dissociation automatico volontaire dans les PFP.

[11] Du côté sain.

[12] Aucun, le nerf VII n'a pas de fonction motrice pour la langue.

[13] Non, ce signe est pathognomonique d'une atteinte faciale périphérique.

[14] Sécheresse oculaire, troubles du goût, diminution de la sécrétion salivaire, abolition du réflexe stapédien (pouvant être associé à une hyperacousie douloureuse), hypoesthésie de la zone de Ramsay-Hunt.

[15] Aux 2/3 antérieurs de la langue.

[16] Par la manœuvre de Pierre Marie et Foix (appui forcé bilatéral arrière de l'angle mandibulaire déclenchant une contraction réflexe du visage).

[17] La rapidité d'installation et l'intensité.

[18] Par les explorations electrophysiologiques : électroneuronographie, test de stimulation détection, électromyographie.

[19] Une information localisatrice, la lésion est donc située en amont ou au niveau du ganglion geniculé et des nerfs pétreux. On rappelle qu'un test de Schirmer positif signifie un déficit lacrymal du côté paralysé en comparaison au côté controlatéral.

[20] Non, elle sera réalisée dans les formes récidivantes, progressives, ou graves non régressives ; ou lorsque la PFP est associée à d'autres signes cliniques (vertiges, surdité, atteinte d'autres paires crâniennes).

[21] Examen des tympans (recherche d'une otite), et examen de la parotide.

[22] Syncinésies (mouvement associés), ou spasme hémifacial post paralytique.

[23] La rapidité d'installation, la sévérité d'emblée, la présence de signes associés (douleurs, surdité, acouphènes, vertiges).

[24] La protection oculaire et la rééducation.

[25] Pommade vitamine A, occlusion nocturne, larmes artificielles.

[26] Rééducation par un kinésithérapeute ou un orthophoniste, à base de massages et d'étirement.

[27] Non. Les exercices moteurs sont inutiles et favorisent le spasme hémifacial secondaire, donc sont à éviter.

[28] La paralysie faciale a frigore.

[29] Une récupération totale.

[30] Non, il est en général très rapide.

[31] Aucun, c'est un diagnostic d'élimination.

[32] La corticothérapie.

[33] Le virus Herpes simplex de type I (HSV1).

[34] HSV1 dans les PF a frigore, VZV dans le zona du ganglion géniculé, maladie de Lyme, infection à VIH, PF otogènes (complication d'otite moyenne).

[35] Le zona du ganglion géniculé.

[36] L'éruption vésiculaire dans la zone de Ramsay Hunt.

[37] Le nerf VIII ; La PF est souvent associée à des signes de névrite du VIII : surdité, acouphènes, vertiges.

[38] Oui, il est possible d'avoir des tableaux de multinévrites (atteinte du V, IX, X).

[39] Traumatique et tumorale.

[40] Une fracture du rocher.

[41] Une réparation chirurgicale immédiate.

[42] Le nerf trijumeau V.

[43] Une lésion du nerf facial iatrogène car le nerf facial passe dans la caisse du tympan.

[44] Un neurinome de l'acoustique, comprimant le nerf facial au niveau de l'angle ponto-cérebelleux.

[45] Syndrome de Heerfordt, révélant une sarcoïdose.

344. Vertiges

Recommandations et conférence de consensus pour approfondir :

- *Vertiges*
  Collège Français d'ORL et de Chirurgie Cervico-faciale (ORL et CCF)
- *Vertiges positionnels paroxystiques bénins*
  Référentiels professionnels de bonne pratique – Société Française d'ORL et de Chirurgie de la Face et du Cou – 2012

[1] **Illusion de mouvement : sensation erronée de déplacement du corps par rapport à l'espace ou de l'espace par rapport au corps.**

[2] **Système vestibulaire.**
Système visuel.
Système proprioceptif.

[3] **Organes otolithiques (saccule et utricule).**
Canaux semi-circulaires (antérieurs, postérieurs et latéraux).

[4] **Organes otolithiques.**

[5] **Canaux semi-circulaires.**

[6] **Mouvement involontaire conjugué des globes oculaires,** caractérisé par une succession rythmée, plus ou moins régulière, de mouvements changeant alternativement de sens.

[7] Le vestibule participe normalement à l'oculomotricité automatique et réflexe par la voir vestibulo-oculomotrice permettant lors de mouvements de la tête que l'image se projetant sur la rétine demeure fixe ;
En cas de fonctionnement asymétrique des vestibules (en dehors de tout mouvement de la tête), **un nystagmus peut être observé.**

[8] **Type : pendulaire ou à ressort** (vestibulaire à ressort).
Sens : phase rapide*.
Direction : horizontale, horizonto-rotatoire...
Intensité : nombre de secousse/30 secondes.
Spontané ou induit (regard latéral, manœuvres...).
Inhibition ou non par la fixation oculaire.
Au XIXe siècle la méconnaissance de la physiologie vestibulaire a conduit à définir le sens du nystagmus par le sens de sa phase rapide (plus facile à

repérer cliniquement). Or cette phase, est une phase de rappel, est opposé à la phase lente qui est directement le fait de la commande vestibulaire.

[9] **Inhibé par la fixation** (intérêt des lunettes de Frenzel).
Bat toujours dans le même sens.
Horizontal ou horizonto-rotatoire.

[10] **À droite (côté du vestibule le plus stimulé).**

[11] **À gauche (côté du vestibule le plus stimulé).**

[12] **Hypotension orthostatique/lipothymies.**
Anxiété.
Poussée hypertensive.
Médicamenteuses (neuroleptiques, hypotenseurs...).
Éthylisme.
Cause neurologique.
Phobique (peur du vide).

[13] **Circonstances déclenchantes :** changement de position, infection, prise médicamenteuse, traumatisme crânien...
Caractère rotatoire : horaire ou antihoraire.
Durée : brève (quelques secondes) ou longue (plusieurs heures ou jours).
Nombre d'épisodes.

[14] **Signes auditifs** (surdité, acouphènes).
Signes neurologiques.
Céphalées (+++ postérieures).
Signes neurovégétatifs (nausée, vomissements...).
Terrain vasculaire.

[15] **Étude du nystagmus** (cf. question 8) **aux lunettes de frenzel ou en vidéo-nystagmoscopie.**
Étude de l'équilibre postural : test de Romberg, épreuve des index, épreuve de la marche aveugle (marche en étoile), épreuve de la marche aveugle de Fukuda.
Manœuvre de Dix et Hallpike.
Recherche du signe de la fistule.

[16] **Examen otoscopique et acoumétrique.**
Examen neurologique +++ : paires crâniennes, syndrome cérébelleux, syndrome pyramidal et extrapyramidal, étude de la sensibilité.
Examen cardiovasculaire.
Étude de l'oculomotricité : étude de la poursuite oculaire et des saccades oculaires involontaires : pathologie vestibulaire centrale.

[17] Observation des mouvements oculaires durant diverses situations (cf. question 17) grâce à un système comprenant une caméra miniaturisée infrarouge et une chaîne d'enregistrement.
Indications : doutes diagnostiques ou évolution inhabituelle des symptômes.

[18] La VNG per met l'enregistrement des nystagmus :
- spontané (lumière ou obscurité),
- déclenchés par une manœuvre de secouage rapide de la tête :
Head shaking test Étude des :
- déclenchés par une manœuvre positionnelle (Dix et Hallpike) canaux,
- déclenchés par des épreuves de stimulation rotatoires semi-(fauteuil tournant) circulaires,
- déclenchés par des épreuves caloriques (eau froide et eau chaude).

[19] Potentiels évoqués otolithiques (PEO) Étude des otolithes
Épreuve de la verticale visuelle subjective.
Étude de l'oculomotricité : étude de la poursuite oculaire et des saccades oculaires involontaires.

[20] Le nystagmus (phase lente) et les symptômes vestibulaires clinques se font dans la même direction témoignant de l'unicité de la lésion.

[21] Le nystagmus et les symptômes vestobualires clinques ne se font pas dans la même direction.

[22] Vertiges positionnels paroxystiques bénins (VPPB).
Maladie de Ménière.
Infection labyrinthique (labyrinthite) : secondaire à une otite moyenne aiguë ou chronique, ou virale.
Traumatisme de l'oreille interne.
Tumeurs du rocher.

[23] Névrite vestibulaire.
Névrite zostérienne.
Neurinome du VIII (schwanome vestibulaire).
Méningiome.

[24] Accident vasculaire de la fosse postérieure (tronc cérébral ou cervelet) +++.
Sclérose en plaque.
Tumeurs cérébrales.
Maladies neurologiques.

[25] **Déclenchés par certains mouvements de la tête** (au lever +++, rotation, flexion-extension...).
Brutal.
Durée brève < 30 secondes.
Souvent récidivant.

[26] **Manœuvre de Dix et Hallpike.**

[27] **Aucun** : diagnostic clinique.

[28] **Aucun.**

[29] **Présence de fragments d'otolithes dans les canaux semi-circulaires qui en se déplaçant (mouvements de la tête) stimulent le canal dans lequel ils se trouvent.**

[30] **Physiothérapie : manœuvre thérapeutique d'Epley ou de Semont** (visant à faire passer les déchets otolithiques du canal vers la cavité vestibulaire).

[31] **Acouphènes.**
Hypoacousie homolatérale : plénitude de l'oreille.
Vertige d'apparition secondaire.

[32] **Hydrops labyrinthique** (augmentation de pression de l'endolymphe) conduisant à la destruction du vestibule concerné.

[33] **Toutes les causes de vertiges + surdité** : labyrinthite infectieuse +++, traumatisme de l'oreille interne, schwanome vestibulaire ++, tumeur de la fosse postérieure...

[34] **Audiogramme** : surdité de perception.
VNG : quantifie le déficit vestibulaire et sa compensation.
IRM de l'angle ponto-cérébelleux et de la fosse postérieure élimine une pathologie rétrocochléaire.

[35] **Récidive de crises avec triade symptomatique.**
Acouphènes et surdité deviennent permanents avec le temps.

[36] **Repos au lit.**
Anti vertigineux de type acétyl-leucine (Tanganil®) IV ou per os selon l'intensité de la crise.
Antiémétique.
Sédatifs.
+/- substances osmotiques : mannitol 10 %.

[37] **Soutien psychologique.**
Suppression des facteurs favorisants les crises : excitants, manque de sommeil, stress...
Régime hyposodé.
Diurétiques (Lasilix®).
Si maladie extrêmement invalidante : labyrinthectomie chimique ou chirurgicale (neurotomie vestibulaire).

[38] **Apparition brutale ou rapide.**
Durée longue (plusieurs heures ou jours).
Permanent.

[39] **Infection virale entraînant une destruction d'un vestibule.**

[40] **Syndrome vestibulaire périphérique harmonieux du côté atteint** (phase lente du nystagmus).

[41] **Aucun :** diagnostic clinique.

[42] **Repos au lit mais lever précoce.**
Anti vertigineux type acétyl-leucine (Tanganil®) IV ou per os selon l'intensité de la crise.
Antiémétiques.
Sédatifs.
Corticoïdes IV à fortes doses pendant 6 jours (Solumédrol®).
Rééducation vestibulaire à débuter le plus rapidement possible.

[43] **Occlusion de l'artère vertébrale avec ischémie latérale du bulbe.**

[44] **Terrain vasculaire + sujet de plus de 60 ans.**

[45] **Céphalées postérieures (nuchalgies).**
Signes d'atteinte des paires crâniennes : hoquet, dysphonie, dysphagie, diplopie, paralysie laryngée et de l'hémi voile ipsilatérale.
Syndrome vestibulaires (ischémie des noyaux vestibulaires du tronc).
Syndrome cérébelleux.
Atteinte du V : **anesthésie de l'hémiface ipsilatérale et anesthésie cornéenne.**
Atteinte de la colonne sympathique : **syndrome de Claude Bernard-Horner.**
Syndrome alterne : anesthésie dissociée thermo-algique de l'hémicorps controlatéral.

[46] **Accidents vasculaires ischémiques ou hémorragique cérébelleux.**

[47] Céphalées postérieures/nuchalgies.
Signes neurologiques d'accompagnement.
Nystagmus multidirectionnel augmenté par la fixation.

[48] Névrite zostérienne.

[49] Labyrinthite aiguë infectieuse.

[50] Vertiges permanents récurrents.
Vertiges associés à une atteinte auditive (oreille moyenne ou rétrocochléaire).

[51] Fracture du rocher labyrinthique.

[52] Labyrinthisation.

294. Altération de la fonction auditive

Recommandations et conférence de consensus pour approfondir :

- *Altération de la fonction auditive*
  Collège Français d'ORL et de Chirurgie Cervico-faciale (ORL et CCF)
- *Le Guide de Bonnes Pratiques en Audiométrie de l'Adulte*
- *Le Guide de Bonnes pratiques en Audiométrie de l'Enfant*
  Recommandations de la Société Française d'Audiologie
- *Place de l'aérateur transtympanique dans le traitement de l'otite séro-muqueuse bilatérale*
  Référentiels professionnels de bonne pratique – Société Française d'ORL et de Chirurgie de la Face et du Cou – 2008
- *Indications et techniques de l'imagerie de l'oreille et du rocher*
  Recommandations de la Société Française d'ORL et de Chirurgie de la Face et du Cou (2010)

[1]
- Surdités de transmission : atteinte des structures de l'oreille externe ou de l'oreille moyenne.
- **Surdités de perception** : atteintes de **l'oreille interne (cochlée) ou du nerf auditif, des voies auditives ou des structures centrales de l'audition.**
- **Surdité mixte** : atteintes des structures de l'**oreille moyenne et de l'oreille interne.**

[2] Surdité totale.

[3] – **Le côté** : uni ou bilatéral.
– **Les circonstances d'installation** : brutal ou progressif.
– **L'évolution** : stable ou fluctuante.
– **Le type d'atteinte** : atteinte des fréquences graves ou aiguës.
– **L'association à d'autres** signes : auditifs, vestibulaires, ou neurologiques.

[4] – Otites dans l'enfance.
– **Chirurgie otologique.**
– **Prise de médicaments ototoxiques.**
– **Méningites.**
– **Traumatismes crâniens.**
– **Professions ou loisirs exposés au bruit.**
– **Maladie générale : diabète, cardio-vasculaire, auto-immune.**
– **Pathologies néonatales et congénitales.**
– **Surdité familiale.**

[5] Acouphènes, otalgie, vertiges/troubles de l'équilibre, otorrhée.

[6] – Otoscopie.
– **Acoumétrie.**

[7] La conduction aérienne est supérieure à la conduction osseuse.

[8] – **Épreuve de Weber :** consiste à poser un diapason en vibration sur le crâne, à équidistance des 2 oreilles.
– **Épreuve de Rinne :** consiste à comparer l'intensité du son perçu par le patient d'un diapason en vibration devant le pavillon et posé sur la mastoïde.

[9] – Audition normale : son perçu par les deux oreilles.
– **Surdité de transmission : son perçu par l'oreille sourde.**
– **Surdité de perception : son perçu par l'oreille saine.**

[10] – Audition normale : Rinne positif (CA > CO).
– **Surdité de transmission : Rinne négatif ou nul (CO > CA).**
– **Surdité de perception : Rinne positif (CA > CO).**

[11] – Audiométrie tonale.
– **Audiométrie vocale.**
– **Impédencemétrie.**
– **Potentiels évoqués auditifs (PEA).**
– **Otoémissions acoustiques (OEA).**

[12] Audiométrie tonale.

[13] **Seuils auditifs** subjectifs en CA et CO de chaque oreille à différentes fréquences.

[14] 125 Hz à 8000 Hz.

[15]
- A : surdité de transmission.
- B : **surdité de perception**.
- C : **surdité mixte.**

[16] Apprécier le retentissement de la surdité sur la compréhension de la parole (intelligibilité).

[17] La **compliance du système tympano-ossiculaire.**

[18] L'absence de perforation tympanique (perte du gradient de pression nécessaire à la tympanométrie).

[19]
- Courbe A : tympanogramme normal (tympan et caisse normale).
- Courbe B : épanchement **rétro tympanique**.
- Courbe C : **dysfonction tubaire**.

[20] Réflexe stapédien : contraction du muscle stapédien en réponse à une stimulation auditive supraliminaire (80 dB au dessus du seuil auditif du patient). Étude du réflexe stapédien par impédencemétrie.

[21]
- 10 % des sujets n'ont pas de réflexe stapédien.
- **Surdité de transmission avec une perte moyenne > 30 dB.**
- **Surdité de perception rétro cochléaire.**
- **Paralysie faciale périphérique.**

[22] En cas de **surdité de perception endocochléaire, le seuil du réflexe stapédien s'abaisse** et n'apparaît plus 80 dB au dessus du seuil auditif du patient, mais au-dessous de cette valeur.

[23]
- **Mesure objective du seuil auditif** (pas de participation du sujet testé), possible dès la naissance.
- **Localisation topographique de l'atteinte auditive dans les surdités neurosensorielles** (mesure des latences de conduction).

[24] **Dépistage de la surdité chez le nouveau-né.**

[25] - **Bouchon de cérumen.**
- **Corps étrangers du conduit auditif externe (CAE).**
- **Infection du CAE.**
- **Exostose du CAE.**
- **Ostéome du CAE.**
- **Malformations congénitales du pavillon ou du CAE** (aplasie mineure ou majeure de l'oreille).
- **Tumeurs du CAE** (bénignes ou malignes).

[26] - **Otospongiose.**
- **Rupture de la chaîne ossiculaire** traumatique ou infectieuse (sans atteinte du tympan).
- **Aplasie mineure** (malformation uniquement de la chaîne ossiculaire).

[27] - **Otite moyenne chronique (OMC)** : otite séro-muqueuse (OSM), OMC cholestéatomateuse, OMC non cholestéatomateuse, OMC séquellaire.
- **Otite moyenne aiguë.**
- **Post-traumatique : perforation tympanique ou hématome rétro tympanique.**
- **Otite barotraumatique.**
- **Tumeurs de l'oreille moyenne** (paragangliome tympano-jugulaire, carcinome).

[28] **Ostéodystrophie de la capsule labyrinthique ou otique** entraînant **une ankylose de l'étrier dans la fenêtre ovale.**

[29] Épidémiologie :
- **femme,**
- **race blanche,**
- **antécédents familiaux.**

Facteurs aggravants l'otospongiose : **facteurs hormonaux** (grossesse, allaitement, ménopause, puberté).

[30] - Surdité : **acquise, uni ou bilatérale** (tendance à se bilatéraliser), souvent **asymétrique, d'aggravation progressive,** aggravée par des **épisodes de la vie génitale** (poussées évolutives).
- Signes d'accompagnements : **acouphènes** (30 % des cas), **vertiges** (rares).

[31] Tympan **normal.**

[32] - Audiogramme tonal : **surdité de transmission ou mixte avec une chute de la CO sur la fréquence de 2000 hz (encoche de Cahart).**
- Tympanogramme : **normal.**
- Réflexe stapédien : **aboli** (sauf au début de la maladie : effet « on-off »).

[33] – **Aucun** : scanner normal.
– **Foyers otospongieux** : hypodensités focales de l'os péri-labyrinthique ou capsule otique (foyer pré-stapédien +++).
– Épaississement platinaire.

[34] – Si une **chirurgie** est envisagée ++ : document médico-légal, bilan anatomique préopératoire.
– Élimine un **diagnostic différentiel**.

[35] – Malformation congénitale mineure de l'oreille moyenne (aplasie mineure).
– Traumatisme de la chaîne ossiculaire.
– Ankylose primitive de la tête du marteau.
– Autre ankylose stapédovestibulaire (maladie de Lobstein, maladie de Paget).

[36] **Labyrinthisation** (atteinte de l'oreille interne).

[37] – Traitement chirurgical : stapédectomie + platinectomie ou platinotomie + prothèse stapédienne (piston).
– Appareillage audio prothétique.

[38] Indications et modalités :
– **perte auditive moyenne > 30 dB** (surdité socialement gênante),
– **surdité de nature transmissionnelle,**
– **opérer l'oreille la plus sourde,**
– **n'opérer qu'une oreille à la fois** (délai de 6 mois entre les 2 oreilles),
– **information des risques et consentement éclairé**.
Contre-indications : - **oreille unique +++.**
– **contre-indications à l'anesthésie locale ou générale,**
– **contre-indication à la chirurgie** (arrêt impossible des anticoagulants, anatomie peu propice...).

[39] À court terme (post-opératoire immédiat) :
– **échec** (intervention non réalisable ou persistance surdité de transmission),
– **cophose,**
– **vertiges,**
– **paralysie faciale périphérique,**
– **acouphènes,**
– **infection.**
À moyen ou long terme :
– **labyrinthisation** (fistule labyrinthique, granulomes fenêtre ovale, piston trop long),
– **réapparition surdité de transmission (luxation de prothèse).**

[40] - **Fracture ossiculaire.**
- **Luxation ossiculaire.**
- **Perforation tympanique.**
- **Hémotympan.**

[41] - **Traumatisme direct externe** (ex : coton-tige).
- **Blast auriculaire** (variation brutale de la pression ambiante).
- **Fracture du rocher** (déchirure tympanique).
- **Barotraumatismes** (variation lente et importante de la pression ambiante : plongée).

[42] Perforation tympanique par blast auriculaire.

[43] **Barotraumatismes de l'oreille moyenne** (4 stades : I : tympan hyperhémique, II : épanchement séreux rétro tympanique, III : hémotympan, IV : perforation tympanique) +/- **interne.**

[44] Ensemble des **processus inflammatoires des cavités de l'oreille moyenne** évoluant depuis **plus de 3 mois.**

[45] - **Otite séro-muqueuse (OSM).**
- **Otite muqueuse à tympan ouvert.**
- **Otite séquellaire.**
- **Otite atélectasique** (ou poche de rétraction).
- **Tympanosclérose** (séquelles d'otites).
- **Otite adhésive ou fibro-adhésive.**
- **Otite cholestéatomateuse.**

[46] **Inflammation chronique** de l'oreille moyenne **à tympan fermé** responsable d'un **épanchement** sans symptômes d'inflammation aiguë **au sein des cavités de l'oreille moyenne.**

[47] **Enfant de 6 mois à 5 ans** (pic 1 à 4 ans) : **période de maturation du système immunitaire.**

[48] - **Rhinopharyngites.**
- **Otites moyennes aiguës (OMA).**

[49] - Pathologies induisant une mauvaise perméabilité tubaire : **fente vélo-palatine, syndrome malformatif** (trisomie 21), **masse du cavum** (hypertrophie adénoïdienne, tumeur).
- États inflammatoire chroniques des muqueuses respiratoires : **RGO, allergie, pathologie rhinosinusienne chronique, radiothérapie externe, tabagisme passif.**

[50] **Tumeur du cavum +++.**

[51] - **Bulles rétro tympaniques/épanchement liquidien rétro tympanique.**
- **Tympan : -épais, mat/opaque,** non bombant, **gris ou rosé.**
- **Fin et transparent,** bombant avec **épanchement rétro tympanique jaunâtre (glue).**

NB : l'aspect dépend de l'ancienneté d'OSM, du degré d'inflammation, et de la viscosité du liquide.

[52] **Audiométrie tonale : surdité de transmission max de 40 dB.**
Tympanométrie : courbe plate ou en dôme (type B).

[53] - **Guérison dans les 3 mois** (spontanée dans la majorité des cas > 60 %).
- **OMA à répétition (OSM favorise les OMA à répétition).**
- **OSM chronique** (> 3 mois) **ou récidivante avec surdité de transmission bilatérale et retentissement sur le langage, le comportement et la scolarité.**
- **Évolution vers une autre forme d'otite chronique** (fibro-adhésive, atélectasique, +++, séquellaire, tympanosclérose, cholestéatome...).

[54] Désinfection rhino-pharyngée.
- **Suppression des facteurs de risque** (RGO, tabagisme passif...).
- **Corticothérapie locale** (pulvérisations) **et/ou générale en cure courte.**
- **+/- Antibiothérapie orale en cure courte.**

[55] **OSM bilatérale chronique > 3 mois retentissante/avec complications :**
- surdité de transmission avec retard de langage, troubles comportementaux et retard scolaire,
- OMA à répétition,
- rétraction tympanique.

[56] **Audiogramme tonal.**
Impédencemétrie (tympanométrie et réflexe stapédien).
Scanner des rochers.

[57] **Labyrinthisation.**

[58] **Otorrhée.**

[59] **Perforation tympanique** de la pars tensa, **non marginale,** taille variable, **muqueuse oedématiée** en fond de caisse.

[60] – **Assécher l'oreille** : désinfection rhinopharyngée, interdiction d'introduire de l'eau (baignade), soins locaux (aspirations), antibiothérapie locale et/ générale.
– **Fermeture du tympan** : tympanoplastie chirurgicale (l'épuration muco-ciliaire retrouve son chemin vers la trompe auditive).

[61] **Stade terminal le plus favorable** des otites chroniques (otite stable).

[62] – **Perforation tympanique** sèche, non marginale, fond de caisse propre.
– **Tympan pellucide** anormalement fin et transparent.
– +/- **tympanosclérose** associée.
– +/- **lésions ossiculaires** associées.

[63] Selon les doléances et la surdité du patient : **tympanoplastie +/- ossiculoplastie ou appareillage auditif.**

[64] **Collapsus de la caisse du tympan aboutissant à la rétraction de la membrane tympanique.**

[65] – **Fragilisation de la membrane tympanique.**
– **Dépression chronique endotympanique** (dans la caisse du tympan).

[66] **Rétraction de la membrane tympanique** (centrale ou périphérique = poche de rétraction).

[67] Rétraction tympanique **périphérique (= poche de rétraction) postéro supérieure** (pars tensa) **ou atticale** (pars flaccida) porte ouverte au **cholestéatome (= poche de rétraction rompue).**

[68] **L'otorrhée.**

[69] **Le caractère contrôlable ou non de la poche de** rétraction (fond de la poche visualisé ou non).

[70] **Présence dans l'oreille moyenne d'un épithélium malpighien kératinisé/épiderme** doué d'un potentiel de desquamation, de migration et d'érosion.

[71] **Poche de rétraction non contrôlable postéro-supérieure** (pars tensa) **ou atticale** (pars flaccida).
– **croûtelles ou granulomes** postéro supérieurs,
– **masse blanche rétro tympanique,**
– **masse blanc nacré au sein d'une perforation tympanique,**
– **perforation marginale atticale ou postéro supérieure.**

[72] **Otorrhée fétide.**

[73] **Cholestéatome : opacité de la caisse tympanique** hyperdense concave.
- **Lyse des parois osseuses de la caisse du** tympan (mur de la logette, canal semi-circulaire latéral (CSCL), canal du facial, lyse tegmen vers les méninges...).
- **Lyse ossiculaire.**
- **Bilan préopératoire :** anatomie de l'oreille ++.

[74]
- **Surinfection** (poussée de réchauffement).
- **Fistule péri-lymphatique** (érosion du CSCL).
- **Labyrinthite.**
- **Paralysie faciale périphérique** (érosion du canal du facial).
- **Complications endocrâniennes** (méningites, abcès cérébral, thrombophlébite sinus latéral).
- **Labyrinthisation.**

[75] **Traitement chirurgical +++ :** éradication complète du cholestéatome.

[76]
- **Surdité de perception endocochléaire (cochlée).**
- **Surdité de perception rétrocochléaire** (nerfs auditifs et voies nerveuses de l'audition).

[77]
- **Surdités brusques.**
- **Neurinome de l'acoustique** (ou schwanome vestibulaire).
- **Surdité de la maladie de Ménière.**
- **Surdités traumatiques** (choc).
- **Traumatisme sonore aigu.**
- **Labyrinthites.**

[78]
- **Presbyacousie.**
- **Surdités congénitales (génétiques ou non).**
- **Surdités ototoxiques.**
- **Surdités dues aux traumatismes sonores aigus ou chroniques.**

[79] **Surdité de perception, début brutal, en moins de 24 heures, unilatérale, sans circonstance déclenchante.**

[80]
- **Labyrinthites infectieuses aiguës** (OMA, Lyme, Toxoplasmose, CMV...).
- **Surdités traumatiques** (fracture rocher, barotraumatisme, sonore...).
- **Surdités auto-immunes** (lupus, Cogan, Wegener...).
- **Surdités ototoxiques.**
- **Crise de Ménière.**
- **Tumeur de l'angle ponto-cérébelleux** (parfois début brutal).
- **Surdité vasculaire** (insuffisance vertébro-basilaire, maladie hématologiques...).

[81] – **NFS, CRP, VS, Ionogramme sanguin, bilan lipidique.**

[82] **10 % des neurinomes de l'acoustique sont révélés par une surdité brusque.**

[83] **Efficacité nulle du traitement si instauré au-delà de 8 jours d'évolution.**
– Pronostic péjoratif si retard au traitement.

[84] **Corticoïdes** (1 mg/kg/j pendant 6 à 8 jours).

[85] – **Vasodilatateurs** (pas d'AMM dans cette indication).
– **Mannitol.**
– **Oxygénothérapie hyperbare.**
– **Hémodilution normovolémique.**

[86] **Maladie de Ménière.**

[87] **Labyrinthite aiguë bactérienne.**

[88] – **Zona.**
– **Syphilis ++.**
– Oreillons.

[89] – **Commotion labyrinthique.**
– **Hémorragie intra-cochléaire.**
– **Fistule péri-lymphatique.**
– **Traumatisme nerf cochléaire.**

[90] **4000** Hz.

[91] **Acouphène** continu dont le timbre est en rapport avec la fréquence atteinte du spectre auditif.

[92] **Corticoïdes.**

[93] **VIII (nerf auditif) ; conduit auditif interne/citerne de l'angle ponto-cérébelleux.**

[94] – **Surdité de perception unilatérale** (progressive ou brutale).
– **Vertiges.**
– **Acouphènes.**
– **Signes neurologiques** de compression de l'angle ponto-cérébelleux (hypoesthésie faciale (V), PFP (VII), syndrome cérébelleux...).

[95] – **Audiométrie tonale et vocale.**
– **PEA** précoces du tronc cérébral.
– **Bilan vestibulaire :** vidéonystagmographie (VNG), épreuves caloriques, potentiels évoqués otolithiques (PEO).
– **IRM méats acoustiques internes et angle ponto-cérébelleux.**

[96] – **Abstention thérapeutique/surveillance.**
– **Traitement chirurgical** (exérèse de la tumeur).
– **Radiothérapie.**
– **Radiochirurgie par gamma-knife** (stabilise la croissance tumorale).

[97] – **Aminosides +++** (surdité irréversible), **diurétiques de l'anse (lasilix®), sels de platine, aspirine, quinine,** rétinoïdes, vancomycine.

[98] **Aplasies de l'oreille** externe et/ou moyenne majeure ou mineure.

[99] – **Surdités syndromiques** (syndrome de : Usher, Alport...)/associées à d'autres malformations.
– **Surdités non syndromiques.**
– **Isolées** (mutation connexine 26).

[100] **TORCH syndrome :** toxoplasmose, others (syphilis, HIV...), rubéole, CMV, Herpès.

[101] – **Traumatisme obstétrical.**
– **Anoxie néonatale.**
– **Prématurité/séjour en néonatalogie.**
– **Incompatibilité Rhésus (ictère nucléaire).**
– **Médicaments ototoxiques.**

[102] Acouphène objectif : présence **d'un bruit organique généré par le patient** et donc enregistrable.
Acouphène subjectif : **perception d'un signal sonore perçu uniquement par le sujet** et donc non enregistrable.

[103] Bruit pulsatile synchrone au **pouls** (« le cœur bat dans l'oreille »).

[104] **Origine vasculaire** (paragangliome tympano-jugulaire, anévrysme golfe de la jugulaire, lésion carotidienne ou vertébrale, fistule artério-veineuse...).

60. Déficit neurosensoriel chez le sujet âgé : surdité et vertige

Recommandations et conférence de consensus pour approfondir :

- *Déficit neurosensoriel chez le sujet : surdité et vertiges*
  Collège Français d'ORL et de Chirurgie Cervico-faciale (ORL et CCF)
- *Évaluation et prise en charge des personnes âgées faisant des chutes répétées*
  Recommandation pour la pratique clinique de l'HAS 2009

[1] **Surdité de perception pure bilatérale, symétrique** prédominant sur **les fréquences aiguës** avec **une discrimination vocale plus faible que la perte tonale.**
Homme et femme à partir de **60 ans.**

[2] Dégénérescence des cellules sensorielles de l'organe de Corti à **la base de la cochlée (sons aigus).**

[3] **Vieillissement de l'oreille interne variable selon les sujets.**
Facteurs génétiques (antécédents familiaux), facteurs de **fragilisation (exposition aux bruits,** pathologies cardio-vasculaires, dysmétabolisme), facteurs **d'aggravation** (médicaments ototoxiques, tabac, alcool).

[4] **Perte de l'intelligibilité dans le bruit.**

[5] **Isolement** du sujet âgé.

[6] **Courbe en cloche** (pourcentage d'intelligibilité qui chute aux fortes intensités).

[7] **Discordante** : les performances à l'audiométrie vocale sont inférieurs à celles de l'audiométrie tonale.

[8] **Appareillage auditif précoce** (perte tonale moyenne 30 dB, ou moins de 80 % des mots compris à 40 dB), **bilatéral, apprentissage et suivi prothétique, rééducation orthophonique** (lecture labiale), **prévention des traumatismes sonores.**

[9] – **Non-utilisation du système vestibulaire** périphérique par diminution progressive de la mobilité du corps et de la tête.
– **Baisse progressive de l'acuité visuelle, de la vision des contrastes, des couleurs et de la vision nocturne.**
– **Atteinte progressive du système proprioceptif** (sensibilité profonde).
– **Fonte musculaire corporelle** : diminution des possibilités de compensation.

[10] **Diabète, pathologies cardiovasculaires et neurologiques, dénutrition, manque d'activité physique, anomalies morphologiques** (articulation, déformation), **médicaments.**

33. Dépistage des troubles auditifs de l'enfant

49. Évaluation clinique et fonctionnelle d'un handicap sensoriel : la surdité

Recommandations et conférence de consensus pour approfondir :

- *Dépistage des troubles auditifs de l'enfant*
  Collège Français d'ORL et de Chirurgie Cervico-faciale (ORL et CCF)
- *Évaluation clinique et fonctionnelle d'un handicap sensoriel : la surdité*
  Collège Français d'ORL et de Chirurgie Cervico-faciale (ORL et CCF)
- *Surdité de l'enfant : accompagnement des familles et suivi de l'enfant de 0 à 6 ans, hors accompagnement scolaire*
  Recommandations pour la pratique clinique de l'HAS 2009
- *Le traitement de la surdité par implants cochléaires ou du tronc cérébral*
  Bon usage des technologies médicales de l'HAS 2007, actualisée en 2011
- *Le Guide de Bonnes pratiques en Audiométrie de l'Enfant*
  Recommandations de la Société Française d'Audiologie

- *Dépistage individuel de la surdité de l'enfant de 28 jours à 6 ans*
  Référentiels professionnels de bonne pratique – Société Française d'ORL et de Chirurgie de la Face et du Cou – 2010
- *Développement du langage chez l'enfant de 0 à 3 ans*
  Recommandation biap 24/1 du Bureau International d'AudioPhonologie (www.biap.org)
- *Propositions portant sur le dépistage individuel chez l'enfant de 28 jours à 6 ans, destinées aux médecins généralistes, médecins de PMI et médecins scolaires*
  Recommandations pour la pratique clinique de l'HAS 2005
- *Tableau n° 42 du régime général de la sécurité sociale et tableau n° 46 du régime agricole de la sécurité sociale*
- *Évaluation du dépistage systématique néonatal de la surdit permanente bilatérale*
  Rapport de l'HAS 2007

[1] Perte de substance ou altération d'une structure ou d'une fonction psychologique, physiologique ou anatomique.

[2] Réduction (résultant d'une déficience) partielle ou totale, de la capacité d'accomplir une activité dans les limites considérées comme normales pour un être humain.

[3] Préjudice pour un individu qui résulte de sa déficience et de son incapacité et qui limite ou interdit l'accomplissement d'un rôle considéré comme normal compte tenu de l'âge, du sexe et des facteurs socioculturels.

[4] Surdité légère : 20 à 39 dB de perte auditive.
Surdité moyenne : 40 à 69 dB de perte auditive.
Surdité sévère : 70 à 89 dB de perte auditive.
Surdité profonde : > 90 dB de perte auditive.

[5] Naissance, 9 mois, 24 mois.

[6] Surdité profonde à la naissance fréquente (1,3 %), surdités secondaires ou évolutives au cours des premières années, répercussions importantes de la surdité/développement de l'enfant, prise en charge précoce/meilleur résultat de la réhabilitation auditive.

[7] **Retard d'acquisition du langage oral.**
Difficultés scolaires.
Troubles du comportement (irritation, renfermement, agressivité).

[8] **Antécédents familiaux de surdité, hospitalisation plus de 48 heures en néonatalogie** (anoxie néonatale sévère, ventilation assistée, prématurité, fœtopathies, traitements ototoxiques), **malformations crânio-faciales.**

[9] **Troubles du regard, de l'attention, du sommeil et de l'appétit, pleurs fréquents inexpliqués, altération du développement psychomoteur, retard d'acquisition de la propreté et du langage, angoisse de séparation, difficulté relationnelle avec les autres enfants.**

[10] **Otoémissions acoustiques provoqués (OEAP).**
PEA automatisés (PEAA).

[11] **Acoumétrie à la voix/jouets sonores calibrés (boîte de Moatti) en champs libre.**

[12] **Acoumétrie à la voix/réflexe d'orientation conditionné (ROC) en champs libre.**

[13] **Peep-show/train-show/cine-show.**

[14] **Audiométrie tonale subjective (comme chez l'adulte).**

[15] **40 dB.**

[16] **Appareillage auditif (prothèse auditive).**
Implantation cochléaire.

[17] **Surdité neurosensorielle sévère à profonde bilatérale.**

[18] **Rééducation orthophonique.**
Psychomotricité.
Soutien psychologique de l'enfant et des parents.
Aides financières : exonération tu ticket modérateur, allocation d'éducation de l'enfant handicapé (AEEH).
Orientation éducative : scolarisation en milieu ordinaire ou spécifique, aides spécialisées.

[19] **Altération cochléaire irréversible, consécutive à l'exposition prolongée à des niveaux sonores élevés résultant de l'exercice de la profession.**

[20] **Oui** (tableau n° 42 du régime général et n° 46 du régime agricole de la Sécurité sociale).

[21] > ou égal à 85 dB.

[22] **Réduction du bruit à la source, aménagement des locaux visant à absorber le maximum de bruit, recensement des bruits, signalement visible de tout local dont le niveau sonore est > 85 dB.**

[23] **Protection passive** : casque, embouts modelable (boule Quies®). **Protection active :** détecteur repère le signal sonore et pratique une inversion de sa phase afin de présenter à l'oreille un « contre signal ».

201. Traumatisé facial

Recommandations et conférence de consensus pour approfondir :

- *Évaluation de la gravité et recherche des complications précoces chez un traumatisé crânio-facial – Collège Français d'ORL et de Chirurgie Cervico-faciale (ORL et CCF)*
- *Évaluation de la gravité et recherche des complications précoces, fracture du rocher – Collège Français d'ORL et de Chirurgie Cervico-faciale (ORL et CCF)*

[1] La face est classiquement divisée en 3 étages, supérieur, moyen et inférieur.

[2] La carotide externe (branches collatérales ou terminales).

[3] Thyroïdienne supérieure, linguale, faciale, pharyngienne ascendante, occipitale, auriculaire postérieure, temporale superficielle, maxillaire interne (moyen mémnotechnique pour les retenir dans l'ordre : « tire la ficelle portier, ouvre à ton maître »).

[4] Le VII (muscles peauciers), le V (muscles masticateurs), et le III (élévateur de paupière).

[5] L'os maxillaire et l'os zygomatique.

[6] Existence d'un traumatisme crânien associé, gêne respiratoire, épistaxis résistante.

[7] Des signes directs : douleur exquise, mobilité, marche d'escalier, et des signes indirects : emphysème sous-cutané.

[8] Une anomalie pupillaire (réflexes), une baisse de l'acuité visuelle, une diplopie statique ou dynamique, une atteinte des voies lacrymales, une atteinte palpébrale.

[9] Non, il n'est réalisé qu'en cas de doute sur les clichés standards et en cas de fractures complexes (par exemple il n'est en général pas réalisé pour les fractures simples de mandibule. En revanche pour les fractures de l'éage moyen il est très utile).

[10] Panoramique dentaire et radiographie face basse.

[11] Le cliché de Blondeau.

[12] Les clichés rétro-alvéolaires.

[13] Les vaisseaux faciaux, le nerf facial, le canal de sténon.

[14] Collection, fistule, infection.

[15] Le chien est-il connu ou inconnu ?

[16] Le chien est-il vacciné contre la rage, Le chien a-t-il eu un comportement inhabituel ?

[17] Consultation vétérinaire à J3 J7 et J15.

[18] Non, pas si le chien est vacciné et que son examen est normal à J15.

[19] Début d'un vaccin anti-rabique pour le patient et envoi de la tête du chien à l'institut Pasteur.

[20] Le lavage abondant au sérum physiologique.

[21] Exploration, lavage, parage, drainage, suture.

[22] Oui, très fortement recommandée pour toute plaie par morsure.

[23] Rage, Tétanos, Germes communs (aéro ou anaérobies).

[24] Oui, systématiquement ! L'exploration doit être faite sur tout le trajet du croc.

[25] Transfixiante, orificielle, lésion d'un organe noble, plaie par morsure, corps étranger.

[26] Dans les 6 heures.

[27] Par un test thermique ou électrique.

[28] Une fracture radiculaire.

[29] 1 : condyle ; 2 : branche montante ; 3 : angle ; 4 : coroné ou processus coronoïde ; 5 : symphyse ; 6 : foramen mentonnier ; 7 : branche horizontale ou corps de mandibule.

[30] Le nerf V3.

[31] Rétablir l'occlusion et l'articulé dentaire.

[32] Choc sur le menton bouche entrouverte.

[33] Une fracture de l'os tympanal associée (l'os formant le plancher du conduit auditif externe).

[34] Du côté gauche.

[35] L'ankylose temporo-mandibulaire.

[36] Une béance antérieure et un contact prématuré molaire.

[37] Trouble respiratoire par œdème ou hématome du plancher, glossoptose si la fracture est parasymphysaire bilatérale.

[38] Une fracture du malaire (zygomato-maxillaire).

[39] Une hypoesthésie du V2.

[40] Oui, car l'enfoncement de l'arcade zygomatique bloque le coroné et l'ouverture buccale est rendue impossible.

[41] Diplopie, enophtalmie, trouble de la mobilité oculaire, baisse d'acuité visuelle, douleur à la mobiliation oculaire.

[42] Le test de Lancaster.

[43] Non, c'est un test extrêmement douloureux qui est réalisé principalement sur un patient endormi.

[44] La fracture en trappe avec incarcération du muscle droit inférieur.

[45] Contusion directe du nerf par le trait de fracture, hématome intra-orbitaire, thrombose de l'artère centrale de la rétine.

[46] Corticothérapie, TDM, appel de l'ophtalmologue de garde.

[47] Une pyramide nasale élargie (télécanthus) et enfoncée entre les orbites.

[48] Complexe naso-ethmoïdo-maxillo-fronto-orbitaire. Ces fractures sont aussi appelées DONEF (disjonctions orbito-naso-ethmoïdo-frontales).

[49] Un hématome de cloison.

[50] 1 : LeFort3 ; 2 : LeFort2 ; 3 : LeFort1.

[51] Les ptérygoïdes (sinon il n'y a pas de disjonction crânio-faciale).

[52] Oui, le trait de fracture passe par les 2 planchers d'orbites qui sont donc toujours fracturés.

[53] Traitement fonctionnel (rééducation), contention (blocage maxillo-mandibulaire), traitement chirurgical (réduction et oséosynthèse).

[54] Un traitement chirurgical par réduction et ostéosynthèse.

[55] Non, les traumatismes associés sont souvent prioritaires. L'intervention chirurgicale se fait en général après diminution de l'œdème, quelques jours après le traumatisme.

[56] Une irradiation de la fracture à la lame criblée de l'ethmoïde avec brèche ostéoméningée.

[57] Une pneumencéphalie.

[58] La vaccination pneumococcique.

[59] Non.

[60] Le test de duction forcée.

[61] À vérifier l'absence d'incarcération du muscle droit inférieur lors d'une fracture du placher de l'orbite.

[62] Fracture bifocale de mandibule : parasymphysaire droite et angle gauche.

[63] Oui, il est très fréquent que le patient présente une plaie muqueuse pour les fractures concernant la portion dentée de la mandibule. Ici le patient présentait une plaie au niveau de la dent 12.

[64] Traitement chirurgical, réduction et ostéosynthèse.

[65] Fracture du plancher de l'orbite droite.

[66] Non, le muscle droit inférieur tombe dans le foyer de fracture mais il n'y est pas piégé, la fracture est très large. Il ne s'agit pas d'une urgence chirurgicale.

[67] Traitement chirurgical car risque d'enophtalmie et de diplopie. Il ne s'agit pas d'une urgence, le traitement sera fait après diminution de l'œdème.

[68] Au nerf V2 gauche.

[69] Fracture du plancher de l'orbite gauche et fracture de la paroi interne de l'orbite gauche.

[70] Il s'agit d'un hémosinus et ce n'est pas un signe de gravité.

[71] Non, le muscle droit inférieur est bien visualisé et est situé au-dessus de la fracture, il n'est pas incarcéré.

[72] Fracture de la paroi latérale de l'orbite droite et du toit de l'orbite droite. Écrasement du globe oculaire.

[73] Complications ophtalmo (pronostic de l'œil ?) Complications neuro (brèche ostéo-méningée ? Hématome intra crânien ? Embarrure ?).

[74] Fracture des parois antérieure et latérale du sinus maxillaire gauche, fracture de l'arcade zygomatique gauche.

[75] Une marche d'escalier au niveau du rebord infra-orbitaire gauche, un enfoncement de la pommette gauche.

[76] Séquelles esthétiques : pommette enfoncée.

[77] Cette plaie est orificielle et transfixiante.

[78] L'artère faciale.

[79] Du canal de Sténon droit.

[80] Une fracture du plancher de l'orbite gauche en raison d'un important emphysème palpébral.

[81] Contre-indication au mouchage.

[82] Fracture de LeFort2.

[83] Fracture comminuitive de la branche horizontale de mandibule gauche.

[84] Cellulite ophtalmique gauche.

[85] Urgence thérapeutique, antibiothérapie, drainage chirurgical.

201. Fracture du rocher

Recommandations et conférence de consensus pour approfondir :

- *Évaluation de la gravité et recherche des complications précoces chez un traumatisé crânio-facial – Collège Français d'ORL et de Chirurgie Cervico-faciale (ORL et CCF)*
- *Évaluation de la gravité et recherche des complications précoces, fracture du rocher – Collège Français d'ORL et de Chirurgie Cervico-faciale (ORL et CCF)*

[1] Écaille, tympanal et rocher.

[2] Dans le rocher.

[3] La présence d'une paralysie faciale.

[4] Si cette paralysie faciale était présente initialement. En effet, le pronostic, et la prise en charge de cette PF dépendent du délai d'appartition de celle-ci.

[5] Non, car cette paralysie faciale est périphérique et concerne donc tous les territoires de l'hémiface droite.

[6] Exploration chirurgicale.

[7] Perforation tympanique, Luxation ou fracture ossiculaire, hémotympan (le plus fréquent).

[8] Non, la perforation tympanique cicatrise seule dans la plupart des cas. Une chirurgie sera à envisager seulement en cas de persistance de celle-ci.

[9] Oui, il est donc nécessaire de réaliser une ossiculoplastie (cette intervention ne se réalise pas en urgence).

[10] Oui, en cas d'atteinte labyrinthique, allant de la commotion (transitoire) à la fracture (définitif).

[11] Une otoliquorrhée, ou fuite de LCR par l'oreille.

[12] Cette paralysie est probablement inflammatoire liée à l'œdème local.

[13] Corticothérapie.

[14] Évolution favorable sous corticoïdes, avec souvent une régression de la PF.

313. Épistaxis

Recommandations et conférence de consensus pour approfondir :

- *Épistaxis*
  Collège Français d'ORL et de Chirurgie Cervico-faciale (ORL et CCF)

[1] Les artères sphénopalatines, les artères ethmoïdales antérieures et les artères ethmoïdales postérieures.

[2] À la zone de Kiesselbach qui correspond à l'anastomose entre les ramaux septaux de l'artère ethmoïdale et les rameaux septaux de l'artère sphéno-palatine.

[3] Son abondance, sa durée (ou le caractère répétitif), son association à une pathologie susceptible de décompenser, la présence de trouble de la coagulation.

[4] Notions subjectives : caractère bilatéral, antéropostérieur et surtout notions objectives : Fréquence cardiaque, pression artérielle, sueur, pâleur.

[5] Hématémèse et hémoptysie.

[6] L'épistaxis bénigne par saignement au niveau de la tache vasculaire.

[7] La rhinoliquorrhée associée, l'épistaxis évoluant pas à-coups signant une plaie carotidienne secondaire à une fracture sphénoïdale, un souffle facial signant une fistule carotido-caverneuse.

[8] Non (il dépend des paramètres cliniques).

[9] Âge, ATCD d'HTA, prise de médicaments, ATCD d'épistaxis, durée et abondance de l'épisode actuel.

[10] Abondance de l'hémorragie ou son caractère actif ou stoppé, siège (antérieur, postérieur, uni ou bilatéral), origine localisée ou diffuse.

[11] NFS Hématocrite Hémostase (TP TCA INR).

[12] Mouchage et Compression digitale simple pendant 10 minutes.

[13] Un méchage par tamponnement antérieur.

[14] Inspection simple des fosses nasales pour vérifier l'absence de récidive antérieure malgré les mèches. Examen endobuccal pour vérifier l'absence de saignement postérieur.

[15] L'utilisation d'une sonde à double ballonet.

[16] Au niveau du cavum.

[17] Cautérisation des artères sphénopalatines par voie endonasale ou embolisation de ces artères en radiologie interventionnelle.

[18] Car il s'agit d'une branche terminale de la carotide interne et ce geste présenterait donc un risque d'hémiplégie ou de cécité.

[19] Recherche et traitement d'une cause locale (cautérisation tache vasculaire), recherche et traitement d'une cause générale (HTA, surdosage en anticoagulants...).

[20] Geste en consultation, patient au fauteuil. Anesthésie locale (spray/mèche). Cautérisation chimique ou electro-coagulation à la pince bipolaire.

[21] Origine infectieuse/inflammatoire, origine traumatique, origine tumorale.

[22] Corps étranger, chirurgie nasale, choc direct (avec ou sans fracture associée).

[23] Méchage avec du matériel résorbable pour ne pas entraîner de récidive de l'épistaxis lors du démechage.

35. Développement bucodentaire et anomalies
305. Douleurs buccales et algies de la face
256. Lésions dentaires et gingivales
343. Ulcérations ou érosion des muqueuses orales et/ou génitales

Recommandations et conférence de consensus pour approfondir :

- *Développement bucodentaire et anomalies – Collège Français d'ORL et de Chirurgie Cervico-faciale (ORL et CCF)*
- *Douleurs buccales et algies de la face – Collège Français d'ORL et de Chirurgie Cervico-faciale (ORL et CCF)*
- *Lésions dentaires et gingivale – Collège Français d'ORL et de Chirurgie Cervico-faciale (ORL et CCF)*
- *Ulcérations ou érosion des muqueuses orales et/ou génitales – Collège Français d'ORL et de Chirurgie Cervico-faciale (ORL et CCF)*
- *Guide des indications et des procédures des examens radiologiques en odonto stomatologie – Recommandations pour les professionnels de santé, mai 2006*

[1] Sensitive et motrice.

[2] Le nerf ophtalmique (V1), le nerf maxillaire (V2) et le nerf mandibulaire (V3).

[3] Dans le ganglion trigéminé de Gasser.

[4] Un panoramique dentaire.

[5] Par une image lacunaire.

[6] Non, c'est la carie de la dentine qui est douloureuse.

[7] Pulpite aiguë séreuse.

[8] Pulpite purulente ou pulpite chronique.

[9] Oui, et elle signe la diffusion de l'infection dans l'espace.

[10] Une parodontite apicale aiguë (ou desmodontite aiguë), cela traduit l'inflammation du ligament alvéolo-dentaire.

[11] Un élargissement du desmodonte.

[12] Un kyste ou granulome apical.

[13] Traumatisme dentaire (dent cassée), prothèse inadaptée, morsure, brûlure, autre traumatisme par corps étranger.

[14] Les lésions endobuccales traumatiques ne sont pas ou très peu indurées. Cette lésion est donc à surveiller.

[15] Biopsie et surveillance. Toute lésion endobuccale persistant depuis plus de 15 jours doit être biopsiée.

[16] Bords surélevés, induration, saignement au contact.

[17] Pas en premier lieu ; le chancre syphilitique est en général indolore.

[18] Une mycose buccale.

[19] Stomatite erythémateuse ou muguet buccal.

[20] Une névralgie du trijumeau.

[21] La possible présence d'une « zone gachette » ou Trigger zone dont la stimulation déclenche la douleur.

[22] Quelques secondes. La douleur est paroxystique, elle n'est jamais continue.

[23] Fronto-orbitaire.

[24] Douleur pulsatile, signes vasomoteurs associés.

[25] 1 heure.

[26] Une douleur linguale dont on ne retrouvę pas la cause. Cette douleur est en général à type de brûlure ou picotement.

[27] Dans un contexte de dépression.

[28] Fracture, luxation, arthrite, dysfonction chronique de l'ATM.

[29] Béance, menton abaissé et projeté vers l'avant.

[30] La manœuvre de Nélaton.

[31] La réduction consiste à abaisser la mandibule et à la ramener en arrière afin que les condyles réintègrent leur position initiale au sein des cavités glénoïdes. Le patient doit être installé face au médecin, en position assise. Sa tête est maintenue en position neutre ou appuyée fermement contre un mur. Le médecin empaume fermement la mâchoire inférieure du patient. Il introduit ses pouces en position intra buccale pour prendre appui sur les faces occlusales des molaires du maxillaire inférieur. Les autres doigts maintiennent la mandibule en crochetant le bord inférieur de la branche horizontale.

[32] En raison du risque de contracture du masseter qui rendrait la réduction trop difficile.

[33] Le plus souvent lors d'un effort de baillement, sinon lors d'une ouverture buccale importante.

[34] Non, elle n'est indiquée qu'en cas de suspiscion de fracture associée (traumatisme ou choc violent).

[35] Syndrôme algo-dysfonctionnel de l'appareil manducateur.

[36] Douleurs et manifestations articulaires (bruits articulaires, limitation d'ouverture).

[37] Antalgiques et kinésithérapie.

[38] Ostéosarcomes, hématosarcomes, métastases.

[39] Les kystes d'origine dentaire et les kystes d'origine non dentaire.

270. Pathologie des glandes salivaires

Recommandations et conférence de consensus pour approfondir :

- *Pathologie des glandes salivaires – Collège Français d'ORL et de Chirurgie Cervico-faciale (ORL et CCF)*

[1] Dans la région rétromandibulaire : entre la branche montante mandibulaire en avant et le conduit auditif externe, et le muscle sternocleidomastoïdien en arrière.

[2] Dans la cavité buccale, sur la muqueuse jugale en regard de la 2e molaire supérieure.

[3] Une radio pulmonaire, une NFS, une IDR, et une imagerie parotidienne.

[4] La présence d'une paralysie faciale et la présence d'une adénopathie.

[5] Sécheresse buccale, infection locale.

[6] La présence de pus à l'orifice du canal de Sténon.

[7] Non, sauf si suspiscion de parotidite lithiasique (rare).

[8] Non, elles sont extrêmement rares.

[9] Antibiothérapie per os. Les antiinflammatoires sont discutés, la réhydratation est éventuellement associée.

[10] Le virus des oreillons.

[11] Une simple rougeur. Pas de pus.

[12] Non ; le coxackie, le VIH, la grippe, et d'autres virus peuvent également être à l'origine de parotidites.

[13] Hypertrophie parotidienne bilatérale et uvéite. Fréquemment paralysie faciale associée.

[14] Une sarcoïdose.

[15] La parotide.

[16] Adénomes, tumeurs muco-épidermoïdes, tumeurs à cellules acineuses, carcinomes.

[17] Adénome pleiomorphe ou tumeur mixte (50 % des tumeurs parotidiennes).

[18] Oui. Mais il existe un faible risque de cancérisation (2 à 3 %).

[19] Les femmes (sexe-ratio 3/1), autour de 50 ans en moyenne.

[20] Évolution lente, parfois par poussées.

[21] La chirurgie, avec conservation du nerf facial.

[22] Oui, car il existe un risque de récidive locale.

[23] Le lobe parotidien superficiel.

[24] Non, très rare. Une PF doit faire craindre une malignité.

[25] Échographie et IRM. La cytoponction n'a de valeur que si positive et son résultat ne dispense pas du geste chirurgical. Elle n'est pas systématique.

[26] Parotidectomie partielle, respect du nerf facial, examen extemporané anatomopathologique, complément d'exerèse selon les résultats de l'examen extemporané.

[27] Oui, les tumeurs bénignes sont le plus fréquemment asymptomatiques.

[28] Cytoponction, biopsie, exérèse.

[29] Faible sensibilité, faible spécificité, opérateur dépendant.

[30] Non, elle est à proscrire.

[31] Lésion du nerf facial et dissémination tumorale.

[32] La lésion du nerf facial.

[33] La sub-mandibulite chronique.

[34] Le rameau mentonnier du nerf facial, le nerf XII, le nerf lingual.

[35] Un processus malin de la glande sous maxillaire.

[36] Par un envahissement du nerf XII.

[37] Submandibulaire.

[38] Calcique.

[39] Le canal de Wharton.

[40] Dans le plancher buccal, sous la langue.

[41] Ils sont rythmés par les repas.

[42] La hernie salivaire correspond à un blocage partiel et transitoire du flux salivaire lors d'un repas.

[43] Non, elle correspond à un blocage partiel du flux salivaire.

[44] Tuméfaction intermittente des glandes salivaires en cause (plus fréquemment une glande sub-mandibulaire) au moment des repas avec sensation de tension.

[45] Non, la colique salivaire traduit un blocage mécanique de salive total.

[46] Non.

[47] La cellulite dentaire.

[48] Whartonite, périwhartonite, submandibulite aiguë.

[49] Oui, ils confirmeront la présence d'un calcul et son origine lithiasique.

[50] Une échographie.

[51] Non, la scialographie n'est pas systématique et elle est toujours demandée en dehors des épisodes infectieux.

[52] Ablation du calcul par voie buccale, ou submandibulectomie si les calculs sont enclavés dans la glande ou le bassinet.

[53] Traitement symptomatique (spasfon), traitement étiologique par antibiothérapie

Made in the USA
Monee, IL
19 October 2026

66039196R00164